KARL GARTNER

# DIE BESTEN HAUSMITTEL

## GESUND DURCH SELBSTHILFE

UEBERREUTER

Die Deutsche Bibliothek – CIP-Einheitsaufnahme

**Gartner, Karl:**
Die besten Hausmittel : gesund durch Selbsthilfe / Karl
Gartner. – Wien : Ueberreuter, 1995
    ISBN 3-8000-3523-5


AU 297/1
Umschlag von Atelier Rendl
Copyright © 1994 by Verlag Carl Ueberreuter, Wien
Druck und Bindung: Ueberreuter Buchproduktion, Korneuburg
Printed in Austria
5  4  3  2

# Inhalt

# Vorwort

*Für den Unglücklichen arbeitet die Zeit;*
*der Glückliche lebt in der Ewigkeit . . .*

Gesundheit ist das höchste Gut des Menschen.
Dieser Satz ist nicht neu. Jeder kennt ihn. Aber was
bedeutet für Sie der Begriff »Gesundheit«? Haben Sie
darüber schon einmal wirklich in Ruhe nachgedacht?
Versuchen Sie es jetzt, wenn Sie dieses Buch zum ersten
Mal in Händen halten. Setzen Sie sich bequem zurück,
schließen Sie die Augen, und machen Sie sich in ihrer
Vorstellung ein ganz neues Bild von sich – voller strah-
lender, kraftstrotzender Gesundheit . . .
Gelingt es Ihnen überhaupt, sich auf dieses Bild zu konzentrieren, ohne daß andere, störende Gedanken Sie von
dieser Vorstellung abbringen wollen? Versuchen Sie es,
versuchen Sie es immer wieder!
Sie sollen ein »geistiges Bild« von sich, von Ihrem Gesicht und Ihrem Körper schaffen, wie es nicht stärker,
schöner und gesünder sein könnte – das ist das wahre
Abbild Ihrer Gesundheit!
Gesundheit ist nämlich durchaus auch ein Produkt Ihrer
Vorstellung! – »Gesund sein« heißt: sich selbst, sein urei-
genes ICH, in seiner höchsten und reinsten Form empfin-
den – ungeachtet aller wie immer gearteten körperlichen
Gebrechen.
Wenn jemand durch ein Unglück ein Bein verloren hat,
dann kann er trotzdem bis an sein Lebensende ein gesun-
der, glücklicher Mensch bleiben.
Wenn Sie krebskrank sind, können Sie trotzdem in Hei-
terkeit und Schaffensfreude hundert Jahre alt werden . . .
Es gibt Beispiele genug dafür!
Gesund sein heißt: den Körper in seiner irdischen Un-
vollkommenheit anzuerkennen und zu bejahen.
Gesund sein heißt: so zu leben, »als ob . . .«
Der Körper ist von Natur aus keineswegs immer gesund,

denn jede Körperzelle trägt in sich einen Trieb zur Selbstzerstörung und Entartung. Dieser Trieb wird durch die positiven Kräfte im Menschen ein Leben lang im Zaum gehalten. Diese Kräfte – man kann sie mit den Begriffen Glaube, Wille oder Zuversicht umschreiben – haben einen schlimmen Feind – die Angst!

Die Angst bedrängt uns in den verschiedensten Formen. Sie kommt wie ein Dieb in der Nacht. Sie ist allgegenwärtig, und sie ist der größte Feind unserer Gesundheit. Angst ist aber wiederum nichts anderes als ein Produkt unserer Phantasie. Krankheit ist die körperliche Ausdrucksform der Angst. Sehen Sie zu, daß Sie die Angst aus Ihren Gedanken verbannen! Dann bleiben Sie gesund, auch wenn Ihr Körper krank ist.

Die besten Hausmittel können auf Dauer nichts bewirken, wenn es Ihnen nicht gelingt, mit »Ihren« Ängsten fertig zu werden! Achten Sie außerdem immer auf die »Form der Angst«. Ist es etwa Ihr aufbrausendes Temperament? Ist es der Geiz oder der Neid? Ist es ein übertriebenes Besitzstreben? Ist es ein überdimensionales Machtstreben über Mensch und Materie? Oder ist es die Tatsache, daß Sie sich noch keine Gedanken darüber gemacht bzw. diesbezügliche Gedanken verdrängt haben, was uns alle nach dem Tod erwartet? Alles das sind Ausdrucksformen der Angst, die uns buchstäblich »das Leben zur Hölle machen« können.

Nehmen Sie Ihr Schicksal in die eigenen Hände!

Nehmen Sie Ihre Gesundheit in die eigenen Hände!

Gesundheit beginnt im Kopf! Entscheiden Sie selbst, ob Sie gesund sein wollen oder krank!

Der deutsche Mystiker J. A. Schneiderfranken (BO YIN RA) sagt dazu treffend: »Bist Du krank, dann er-glaube Dir Deine Gesundheit!«

»Die besten Hausmittel« werden Ihnen dabei helfen . . .

# Gesundheit von früh bis spät

## Gesundheit ist eine Frage des Rhythmus

Es ist von jeher ein Traum eines jeden Menschen gewesen, am Morgen fröhlich, voller Tatendrang und ausgeruht zu erwachen. Die Wirklichkeit sieht leider für viele von uns ganz anders aus!
Wir werden heute in der Regel nicht mehr vom ersten Hahnenschrei und Vogelgezwitscher geweckt, sondern durch das elektronisch-synthetische Piepsen des Radioweckers oder anderer mehr oder weniger nervenaufreibender Weckvorrichtungen. Das Problem liegt bereits darin, daß wir überhaupt geweckt werden müssen; wir »modernen« Menschen schlafen meist schlichtweg zu wenig! Da wir für viele Dinge unseres alltäglichen Lebens zuwenig Zeit haben, haben wir auch – so paradox dies auch klingen mag – zuwenig Zeit zum Schlafen.

Gesundheit ist nicht zuletzt eine Frage der Ausgewogenheit unseres Lebensstils. Damit meine ich den »biologischen Rhythmus«. Darunter verstehe ich eine Anpassung unseres eigenen Lebensrhythmus an die vorgegebene Periodik der Natur. Es fragt sich nur, ob dies in unserer von Technik, hohem Lebenstempo und Vergnügungssucht geprägten Zeit überhaupt noch möglich ist. Wir machen die Nacht zum Tag – zumindest die erste Hälfte der Nacht. Der Abend ist der gemütliche Teil des Tages. Man setzt sich zusammen oder zum Fernsehapparat. **Zu wenig Schlaf**
Natürlich kann ein gemütlich verbrachter Abend einen gewissen Teil des Schlafes ersetzen. Aber oft regen wir uns vor dem Schlafengehen eher auf, als uns und unser Nervensystem zu entspannen und zu beruhigen.
So gut wir uns auch an einem fröhlichen Abend unterhalten mögen – fest steht, daß der berühmte »Vor-Mitternachts-Schlaf« ganz besonders wichtig für die Erholung unseres Nervensystems ist. Die moderne Schlafforschung

sagt uns, daß wir zwischen sieben Uhr abends und Mitternacht und von vier bis sechs Uhr morgens besonders tief und fest schlafen. Bei ausgeprägten »Morgen-« oder »Abendmenschen« sind diese Zeiträume individuell um einige Stunden verschoben. Trotzdem gilt, daß der vor Mitternacht versäumte Schlaf später nicht mehr nachgeholt werden kann. Wie sehr dies unseren allgemeinen Gesundheitszustand beeinträchtigt oder gar unser Leben verkürzt, ist trotz alledem nicht exakt festzustellen. Jeder Mensch muß sich hier auf sein subjektives Empfinden und auf die Aussagen unserer »Altvorderen« verlassen; und diese hatten allemal noch ein besseres Gespür für die Natur.

**Der Naturzeitschlaf** Es gibt ein Phänomen, das die wenigsten Menschen heute kennen, das aber dennoch einzigartig und verblüffend auf die Funktionen des gesamten Nervensystems und die Leistungsfähigkeit unseres Gehirns einwirkt. Dieses Phänomen wird »Naturzeitschlaf« genannt. Und es ist gar nicht besonders schwierig, die Wirkung des Naturzeitschlafs selbst auszuprobieren. Beherzigen Sie folgende Regeln:

◆ Planen Sie für einige Wochen oder Monate die Zeit von sechs Uhr abends bis Mitternacht als Ihre neue und einzige Schlafenszeit ein.
◆ Sie müssen für dieses Experiment unbedingt einige Wochen vorsehen, da die Eingewöhnung auf den Rhythmus eine gewisse Anlaufzeit benötigt.
◆ Informieren Sie nach Möglichkeit Ihre Verwandten und Freunde, daß Sie während dieses Zeitraumes nicht gestört werden wollen, und treffen Sie dafür auch die nötigen Vorbereitungen (Telefonhörer neben die Gabel legen etc.).
◆ Stellen Sie sich darauf ein, daß Sie die Zeit nach Mitternacht und den gesamten darauffolgenden Tag hellwach, geistig und körperlich vollfit sein werden.
◆ Stellen Sie sich darüber hinaus auch darauf ein, daß Ihr gesellschaftliches Leben einige empfindliche Störungen davontragen kann.

Haben Sie das alles beherzigt, beginnen Sie mit dem Versuch.

Dazu müssen Sie zuerst Ihr Schlafzimmer möglichst abdunkeln und lärmdicht machen. Essen Sie am Abend eine Kleinigkeit, trinken Sie aber keinen Alkohol, und nehmen Sie keinerlei Medikamente außer solchen, die Ihnen unbedingt vorgeschrieben sind. Stellen Sie Ihren Wecker am ersten Tag auf etwa zwei Uhr morgens, und legen Sie sich ca. um sechs Uhr abends schlafen.

Rechnen Sie damit, daß Sie natürlich nicht gleich einschlafen werden. Die ersten drei bis vier Tage werden Sie brauchen, um gegen halb sieben bis sieben Uhr abends einschlafen zu können. Entscheidend ist in der Anfangszeit, daß Sie mit dem Ertönen des Weckers aufstehen und aufbleiben! Sie zwingen damit Ihrem Organismus den neuen Rhythmus auf, und Sie werden in der Folge feststellen, daß Sie gegen sechs Uhr abends von einer unwiderstehlichen Müdigkeit erfaßt werden, die Ihnen das Einschlafen leicht macht. Als Resultat folgt unweigerlich:

**Die Schlafumstellung**

Sie schlafen gegen halb sieben Uhr abends ein und erwachen zwischen halb zwölf und zwölf Uhr nachts. Diese Zeitperiodik schwankt jahreszeitlich um etwa zwanzig Minuten. Sie werden bei richtiger Durchführung bemerken, daß Sie in völliger körperlicher und geistiger Frische erwachen und daß diese Frische für den Rest der Nacht und den ganzen folgenden Tag aufrecht bleibt. Unterbrochen wird sie lediglich durch kurze Perioden einer leichten, angenehmen Schläfrigkeit (ca. gegen sechs Uhr morgens und am frühen Nachmittag); diese Perioden dauern fast nie länger als eine halbe Stunde und sollten bei völliger Ruhe, liegend, überbrückt werden.

Es versteht sich von selbst, daß dieser Naturzeitschlaf für den Normalbürger sehr schwer über längere Zeiträume einzuhalten ist. Andererseits kann er für Studenten während längerer Lernperioden, Schichtarbeiter und dgl. eine außerordentliche Besserung ihrer Leistungsfähigkeit bedeuten.

Wichtig ist jedenfalls, daß der neue Rhythmus eine Unterbrechung nur unter großen Schwierigkeiten zuläßt, da der Organismus diese neue Programmierung mit einem außerordentlich starken, plötzlich einsetzenden Schlafbedürfnis zur entsprechenden frühen Abendzeit nach-drücklich kundtut.

Trotz alledem sollte jeder Mensch irgendwann einmal das damit verbundene einmalige Lebensgefühl kennen-lernen! Vier Stunden Schlaf vor Mitternacht ersetzen also acht bis zehn Stunden »normalen« Schlafes!

**So verringere ich mein Schlafbedürfnis**

Es gibt eine weitere – auf Dauer gesehen leichter durch-führbare – Möglichkeit, das individuelle Schlafbedürfnis zu senken. Angelehnt an den echten, vorher beschriebe-nen Naturzeitschlaf, können Sie sich, nach Belieben, einen neuen individuellen Schlafrhythmus aneignen. Er ist allerdings in der Regel an ein mehr oder weniger zeitiges Schlafengehen und – ganz besonders wichtig – an eine streng regelmäßige Durchführung gebunden.

Sie legen sich ganz einfach unter den oben beschriebe-nen Bedingungen am frühen Abend (zwischen acht und zehn Uhr) zu Bett. Nach einigen Tagen Umstellungszeit werden Sie dann »automatisch« gegen zwei Uhr früh erwachen. Legen Sie sich um neun Uhr nieder, sind Sie um drei Uhr früh wieder munter. Es soll nochmals er-wähnt werden, daß Ihre persönliche Einschlafzeit immer die gleiche sein sollte, wenn Sie erwarten wollen, wieder um die gleiche Zeit aufzuwachen.

Faktoren, welche die Schlaftiefe vermindern und damit das persönliche Schlafbedürfnis verringern, sind:

◆ Schweres, fett- und eiweißreiches Abendessen, unmit-telbar vor dem Schlafengehen.
◆ Alkohol in größeren Mengen. Das heißt: mehr als eine Flasche Bier, ein Viertelliter Wein oder ein Stamperl Schnaps. Alkohol führt zu einem narkoseähnlichen Schlaf und verringert die Schlaftiefe.
◆ Tätigkeiten, die den Kreislauf und Stoffwechsel anre-gen: heiße Vollbäder, Sauna, intensive sportliche Betä-tigung – jeweils unmittelbar vor dem Schlafengehen.
◆ Medikamente mit Aufweckwirkung (blutdrucksteigernde Mittel, Antidepressiva, Psychostimulantia, schmerzstillende Mittel mit Koffein und dgl.).
◆ Bohnenkaffee und russischer Tee in größeren Mengen: Die Schwellendosis ist individuell sehr verschieden, in der Regel gilt, daß eine große Tasse starken Kaffees

12

oder Tees mehrere Stunden Abbauzeit im Organismus benötigt.

◆ Nervenaufreibende Tätigkeiten vor dem Schlafengehen: Nachtfilm im Fernsehen, Diskussionen, Streitigkeiten, Lärmeinwirkungen und dgl.

◆ Kalte Füße: Es ist eine weithin unbekannte Tatsache, daß ungenügend durchwärmte Füße am Einschlafen hindern und die Schlaftiefe vermindern können; es ist daher keineswegs absurd, im Sommer und Winter dicke (nicht kratzende) Wollsocken im Bett zu tragen.

Da der Mensch ein Drittel seines Lebens verschläft, sollte der richtigen, körpergerechten Ausgestaltung des Schlafraumes größte Bedeutung beigemessen werden. Ihr Schlafzimmer sollte nach Möglichkeit immer ein anheimelndes Gefühl von Geborgenheit vermitteln. Dazu gehört, daß die Wandfarben in gedämpften, dunklen, wenig gemusterten Farbtönen gehalten werden und der Raum selbst nach Möglichkeit nord- oder ostseitig situiert ist. Die Morgensonne ist sicherlich der freundlichste Wecker, den man sich vorstellen kann.

**Der »gesunde« Schlafplatz**

Die Ausgestaltung des Schlafraumes ist, nach den neuesten Erkenntnissen der Wohnphysiologie, wie folgt zu wählen:

◆ Das Bett sollte an einem Platz stehen, der möglichst frei ist von sogenannten »Erdstrahlen« oder »Wasseradern«. Ziehen Sie also, vor der endgültigen Festlegung der Schlafzimmereinrichtung, einen erfahrenen Rutengänger zu Rate.

◆ Bei bereits eingerichteten Schlafzimmern ist es nicht sinnvoll (zu wenig erforscht), Abschirmgeräte oder Matten und dgl. zu verwenden.

◆ Falls nachträglich ein Störeinfluß durch derartige Felder festgestellt wird, sollte nach Möglichkeit alle vier bis sechs Wochen die Schlafstelle verändert oder gewechselt werden. Es genügt dabei, daß z. B. Ehepartner einfach die Betten tauschen oder daß das Bett etwa einen Meter weit verschoben wird.

◆ Die Schlafstelle darf nicht unter dem direkten Einfluß von elektromagnetischen Störfeldern liegen. Stromführende Geräte (z. B. Radiowecker, unter Spannung stehende Fernsehgeräte etc.) sollten einen Mindestabstand von etwa einem halben Meter zum Kopf des Schlafenden haben.

◆ Eine weitere Möglichkeit zum Ausschalten derartiger Felder im Schlafraum bietet die Installierung einer Netzfreischaltautomatik, das ist ein Gerät, das im Zählerkasten montiert wird und das mit dem Abschalten der letzten Lichtquelle den gesamten Stromkreis im Schlafbereich stillegt. Erst mit dem Einschalten eines stromführenden Gerätes wird der Stromkreis wieder aktiviert.

◆ Das richtige Bett. Als biologisch günstigste Bettvarianten gelten Lattenroste in verschiedenster Ausführung, sogenannte Naturlatexmatratzen, Schafwolldecken, Schlafgewand aus Wolle oder Seide.

◆ Wenig empfehlenswert sind, nach neuesten Erkenntnissen, Federkernmatratzen, da sie unter Umständen Störwirkungen auf das Nervensystem ausüben könnten.

◆ Eine weitere Steigerung der Schlafqualität bringt ein Wasserbett. Es ermöglicht eine optimale Anpassung der Körperkontur an die Unterlage (nähere Informationen im Fachhandel).

**Guter Schlaf ist das halbe Leben**

Abschließend zu diesem Kapitel einige Tips, die Ihnen auf natürliche Weise zu besserem Ein- und Durchschlafen verhelfen sollen.

◆ Das *warme Fußbad* ist das älteste und wirksamste Einschlafmittel überhaupt. Man füllt dazu einen einfachen Plastikkübel zu etwa zwei Dritteln mit heißem Wasser und stellt beide Füße hinein, so daß etwa die halben Waden bedeckt sind. Man verbleibt darin etwa zwanzig bis dreißig Minuten, zieht dicke warme Socken an und begibt sich zu Bett.

◆ Die *Ganzkörperwaschung* wurde von niemand Geringerem als von Pfarrer Kneipp als Einschlafhilfe empfohlen: Man tränkt ein mittelgroßes Handtuch mit kühlem (später kaltem) Wasser und reibt damit den ganzen Körper von den Füßen aufwärts ab. Ohne sich abzutrocknen, legt man sich unbekleidet zu Bett. Der unter der Decke entstehende warme Dunst wirkt außerordentlich entspannend und schlaffördernd.

◆ Der *Einlauf* ist – so befremdlich es erscheinen mag – oft eine echte Hilfe. Eine gründliche Darmentleerung vor dem Schlafengehen wirkt manchmal Wunder; nicht nur bei einer länger bestehenden chronischen Verstopfung. Am einfachsten ist diese Prozedur heute mit einem Gerät namens »ENEMA« (= Glysopomp, in der Apotheke erhältlich) durchzuführen. Wichtig ist es, die Einläufe so oft zu wiederholen, bis reichlich Stuhlgang erfolgt ist. Danach trinkt man ein bis zwei Tassen lauwarmen Kräutertees und begibt sich zu Bett.

◆ *Musik als Einschlafhilfe:* Der Hinweis mag heute banal erscheinen, aber die richtige Musik kann jedes andere Einschlafmittel ersetzen. Nach den Erkenntnissen der modernen Schlafforschung eignen sich Musikstücke mit einem langsamen Viertertakt am besten. Dieser Rhythmus ist dem menschlichen Herzschlag angepaßt: Die Barockmusik bietet dafür besonders viele Möglichkeiten.

◆ Als *Universalschlaftee* eignet sich eine Mischung aus Melissenblättern, Baldrianwurzeln, Hopfenblüten und Wacholderbeeren.

**Natürliche Schlafmittel**

Ein spezielles Problem stellt die Schlaflosigkeit des alten Menschen dar. Sie entspringt in vielen Fällen einer ungenügenden Herzleistung, was unter anderem zu einer Minderdurchblutung bestimmter Gehirnbereiche (Schlafzentrum) führt und schlafstörend wirkt. In solchen Fällen können der beschriebenen Teemischung noch Weißdornblüten und Rosmarinblätter zugesetzt werden (sie wirken durchblutungssteigernd). In ähnlichem Zusammenhang wirkt auch Bohnenkaffee oder russischer Tee, abends getrunken, paradoxerweise schlaffördernd. Wichtig ist, daß unmittelbar vor dem Schlafengehen eingenommene Getränke stets lauwarm oder kühl (weder zu heiß noch eisgekühlt!) sein sollten.

◆ Hinweise zum Gebrauch von *chemischen Schlafmitteln:* Sie sind grundsätzlich nur zu empfehlen, wenn längerfristig besondere Streßsituationen vorherrschen. Bei regelmäßigem Gebrauch führen sie ausnahmslos

**Chemische Schlafmittel**

zur Abhängigkeit. Das bedeutet praktisch, daß die Einnahmedosis immer wieder gesteigert werden muß, um die erwünschte Wirkung zu erzielen.

Eine Möglichkeit, diesem »Teufelskreis« zu entrinnen, bietet eine spezielle »Aufbereitung« dieser Mittel.

Praktische Durchführung: Sie zerreiben eine Tablette zu Pulver. Dann fügen sie etwa einen Teelöffel Milchzucker bei und zerreiben diese Mischung neuerlich. Nehmen Sie von dem Pulver gegen Abend, jeweils 2–3mal, je eine Messerspitze in etwas Flüssigkeit ein. Nach frühestens 2–3 Wochen können Sie erwarten, da sich der ersehnte Schlaf zur rechten Zeit einstellt.

**Kräuterkissen** ◆ Das *Kräuterkissen* ist eine weitere Einschlafhilfe aus Großmutters Zeiten. Man atmet bestimmte Aromastoffe ein. Man füllt zu diesem Zweck die oben beschriebene Teemischung (eventuell auch Hopfenblüten alleine) in ein Leinensäckchen, bindet dies zu und legt es unter das Kopfkissen.

**Atemübungen** ◆ *Atemübungen* führen zu einer Sauerstoffanreicherung im Blut oder bewirken das Gegenteil – also eine Kohlensäureübersättigung des Blutes. Als Einschlafhilfe eignen sich ausschließlich erstere, da nur sie einen ausgeprägten Entspannungs- und Lösungseffekt bewirken.

Folgende Technik ist empfehlenswert: Man begibt sich zu Bett und legt beide Handflächen übereinander auf die Bauchdecke. Für den Anfänger ist es unwichtig, ob er den Unterschied zwischen Bauch- und Brustatmung kennt. Es geht lediglich darum, den natürlichen Rhythmus, den die Atembewegung vermittelt, zu empfinden und nutzbar zu machen. Atmen Sie also mehrere Minuten lang nur einfach regelmäßig ein und aus, versuchen Sie lediglich, die Atmung als den »Vorgang an sich« zu empfinden. Atmen Sie dabei durch die Nase ein und wieder aus, oder durch die Nase ein und durch den Mund aus. Beginnen Sie danach allmählich, Ihre Atemzüge zu vertiefen und gleichzeitig abzukürzen. Sie atmen also immer tiefer und kürzer (»Hechelatmung«). Setzen Sie diese Übung nur so lange fort, bis Sie ein leichtes Wärme- oder auch Schwindelgefühl im Kopf verspüren. Es zeigt Ihnen an, daß der Sauerstoffgehalt des Blutes zugenommen hat. Damit sollten Sie es für den Anfang auch schon genug sein lassen; nach einiger Zeit der regelmäßigen Übung wird die Anzahl Ihrer Atemzüge zunehmen, das Schwindelgefühl immer weniger werden. Nutzen Sie das entstehende Entspannungsgefühl, um unmittelbar hinterher Schlaf zu finden.

◆ Fliegen Sie in den Schlaf: Die *bildnerische Vorstellungskraft* des Menschen wird seit jeher als Mittel zum besseren Einschlafen gepriesen. Es sei hier an das berühmte Schäfchenzählen erinnert. Wichtig ist, daß für diesen Zweck ausschließlich Vorstellungsbilder herangezogen werden, die keinerlei gedankliche Anstrengung mit sich bringen. Verwenden Sie also beruhigt die im späteren Kapitel »Seele ohne Angst« angeführten Techniken. An dieser Stelle sei nur eine Möglichkeit dargestellt, die erfahrungsgemäß von den meisten Menschen als überaus angenehm und positiv empfunden wird. *Stellen Sie sich vor, Sie würden fliegen* – fliegen, schwerelos wie ein Vogel in der Luft. Sie fliegen über Berge und Täler, Wiesen und Wälder, Flüsse, Seen und Meere. Versuchen Sie diese Vorstellung mit einem Gefühl der Schwerelosigkeit und Leichtigkeit zu verknüpfen. Stellen Sie sich möglichst plastisch vor, wie die Landschaft unter Ihnen weggleitet oder aber wie Sie unbewegt in der Luft schweben. Mit zunehmender Übung wird es Ihnen gelingen, eine Empfindung namenlosen Glücks in sich wachzurufen. Selbst wenn diese meditative Übung Ihnen das Einschlafen nicht erleichtern sollte, so ist sie dennoch hervorragend geeignet, Ihnen die richtige Stimmung für den Schlaf zu vermitteln.

**Bildnerische Vorstellung**

◆ Das *Abendgebet:* Es versteht sich von selbst, daß ein Abendgebet mit einfachem gedanklichem Inhalt eine tiefgreifende Wirkung auf Ihre Seele ausübt. Ähnlich wie bei der vorher beschriebenen meditativen Übung verhilft ein richtig gesprochenes Abendgebet zu jener notwendigen seelischen und geistigen Ruhe, die die wichtigste Grundvoraussetzung für den tiefen Schlaf darstellt.

**Abendgebet**

Der Schlaf führt uns *in die Nähe des Todes.* Wir sollten

daher mit jedem Erwachen ein neues Leben beginnen. Freuen Sie sich auf den Schlaf, freuen Sie sich auf das Erwachen!

**So fängt der Tag gut an**

Gehören auch Sie zu den Menschen, für die das Aufwachen eine Mühsal, das Aufstehen eine Qual bedeuten? Was immer die Ursachen dafür sein mögen – der Tagesanfang sollte wieder so fröhlich, so erfrischend werden, wie er vielleicht in ihrer Kindheit schon war. Stellen Sie sich das Bild eines Menschen vor, der des Morgens fröhlich erwacht und es kaum erwarten kann, seinen Tag zu beginnen. Das ist der natürliche Lauf der Dinge, wie er auch Ihnen wieder zur Selbstverständlichkeit werden sollte!

Sicher kostet es anfangs einige Mühe, wieder dahin zu gelangen. Die Plage der ersten Minuten nach dem Weckerläuten überschattet für viele Menschen oft die ersten Stunden des Tages.

Kann man aus einem Abendmenschen so ohne weiteres einen Morgenmenschen machen? Man kann; allerdings mit zeitlicher Verzögerung. Die Müdigkeit muß man überlisten, statt sie zu bekämpfen. Dazu dient ein Aufbauprogramm, das uns im wahrsten Sinn des Wortes von Kopf bis Fuß munter machen soll.

**Grimassieren**

1. *Das Grimassieren:* Es geht darum, nach und nach die gesamte Gesichtsmuskulatur anzuspannen, so fest es geht. Das geschieht in Verbindung mit einer bestimmten Form von Aufweckatmung: Tief einatmen – Luft anhalten – Gesichtsmuskeln spannen – langsam bis zehn zählen – betont langsam mit gespitzten Lippen die Luft wieder ausstoßen (wie wenn Sie eine Kerze ausbliesen). Die Gesichtsmuskeln werden, während jeweils die Luft angehalten wird, nach folgendem Schema angespannt:

◆ die Augenlieder fest zusammenpressen;
◆ die Augen so weit wie möglich aufreißen und dabei die Stirn runzeln;
◆ die Mundwinkel weit auseinanderziehen;
◆ die Lippen spitzen;
◆ die Lippen fest aufeinanderpressen;
◆ die Zähne fest zusammenbeißen;
◆ die Zunge fest gegen den Gaumen drücken;

18

◆ zuletzt den Hinterkopf fest gegen die Unterlage drük-
ken.
Ein Beispiel: Sie atmen tief ein, halten die Luft an, pressen die Augenlider fest aufeinander, zählen langsam bis
zehn und atmen verzögert mit gespitzten Lippen wieder
aus.
Zweites Beispiel: Sie atmen tief ein, halten die Luft an,
drücken den Hinterkopf fest gegen die Unterlage, zählen
dabei langsam bis zehn und atmen verzögert mit gespitzten Lippen wieder aus.

*2. Das Ohrenreiberl:* In der Ohrmuschel befinden sich **Ohrenreiberl**
eine Unzahl von Nervenenden, die in Verbindung mit
dem zentralen Nervensystem (Hirn und Rückenmark)
stehen. Eine kurze, aber heftige Massage der Ohrmuscheln bringt daher eine Anregung der Lebensgeister mit
sich. Es genügt, für ganz kurze Zeit beide Ohrmuscheln
mit den Fingern kräftig hin und her zu walken. So lächer-
lich dies auch klingen mag – diese Selbstquälerei kann
wahre Wunder wirken. Der anfängliche Schmerz verliert
sich nach wiederholten Manipulationen von selbst.

*3. Das Zehenreiben:* Dies ist eine sehr einfache, den **Zehenreiben**
rituellen Übungen der japanischen Zen-Mönche entlie-
hene Aufweckübung. Man reibt abwechselnd mit dem
Innenrand der großen Zehe über den Fußrücken und die
große Zehe der Gegenseite. Diese Übung wird ca. 20mal
auf jeder Seite durchgeführt. Sie regt bestimmte Reflexzonen am Fuß an und fördert die Gehirndurchblutung. Es
gibt viele Dinge, deren Ursache wir nicht kennen, die
aber trotzdem Wirklichkeit sind.

*4. Die Bauchmassage:* Sie dient nicht nur dem rascheren **Bauchmassage**
Aufwachen, sie regt auch den Stoffwechsel an. Man liegt
auf dem Rücken und streicht mit den Handflächen in
folgender Weise jeweils 20mal flach über die Bauchdecke:
◆ vom Brustbein über den Nabel abwärts bis zum
Schambein,
◆ in kleineren Kreisen im Uhrzeigersinn rund um den
Nabel,
◆ in großen Kreisen im Uhrzeigersinn rund um den Nabel.
Diese Behandlung wirkt auf reflektorischem Wege – über

in der Bauchdecke lokalisierte Nervenrezeptoren – fördernd auf die Darmfunktionen ein. Sie bringt eine Straffung und Hebung der Eingeweide und den Abtransport von überschüssigem, in den Darmgefäßen gestautem Blut in den übrigen Körper, dadurch eine Verbesserung der Gehirndurchblutung und eine allgemeine Belebung mit sich.

**»Radfahren«** 5. Das »Radfahren«: Als letzte, unmittelbar vor dem Aufstehen durchzuführende Übung, eignet sich das Radfahren im Bett. Man geht in den Schulterstand, je nach Beweglichkeit mit gestreckten oder abgewinkelten Knien, und bewegt – wie beim Radfahren – abwechselnd beide Beine auf und ab. Diese Übung führt zu einem Abströmen des in den Beinen gestauten Blutes in die oberen Körperregionen und damit wiederum zum Gehirn. Aus dieser Position ist es dann ein leichtes, den Körper mit Schwung aus dem Bett zu federn. Anfangs sollte dieses schwungvolle Aufstehen allerdings nur in Etappen (mit kurzem Sitzenbleiben am Bettrand) vollzogen werden, sonst könnte ein Schwindelanfall für eine schwungvolle, aber unfreiwillige Landung auf dem Bettvorleger sorgen.

Bei einiger Übung können Sie dieses gesamte Programm in weniger als zehn Minuten hinter sich bringen, und aus dem quälenden Prozeß des Aufwachens wird eine fröhliche Morgengymnastik für jedermann. Der neue oder wiedergewonnene Elan kann nun nach Belieben in einem weiteren Fitneßprogramm im Badezimmer verstärkt werden.

**Trockenbürsten** ◆ Trockenbürsten: Bedenken Sie, daß normalerweise Ihre Haut den größten Teil des Tages über mit Kleidung bedeckt und gleichsam eingesperrt ist. Die Haut ist das größte Organ des Menschen; sie führt eine Vielzahl von lebenswichtigen Stoffwechselprozessen des menschlichen Körpers aus. Eine tägliche, regelmäßige Anregung der Hautfunktionen erleichtert den inneren Organen ihre Arbeit und hält den ganzen Menschen jung. Das Trockenbürsten und nachfolgende Wechselduschen sollten daher zu einem Fixpunkt im täglichen Körperpflegeprogramm werden: Man bürstet mit einer mittelharten Saunabürste oder einem Luffa-Schwamm die gesamte Körperoberfläche von den Füßen aufwärts bis zum Kopf kräftig ab. In der Reihenfolge – rechtes Bein – linkes Bein – rechter Arm – linker Arm – Bauch – Brust – Rücken – Gesicht (vorsichtig) – wird die Haut gebürstet, bis sie sich rötet.

◆ *Wechselduschen:* Im Anschluß daran duscht man ausgiebig – bis zur gründlichen Durchwämung – heiß und danach in der gleichen Reihenfolge kurz kühl bzw. kalt nach. Der Wechsel heiß – kalt sollte je nach individueller Verträglichkeit bis zu zehnmal durchgeführt werden. Wenn man nun ein übriges für seine Gesundheit, sprich Abhärtung, tun will, so läßt man den Körper bei offenem Fenster oder im Freien von selbst trocknen. Erst wenn man fast trocken ist, frottiert man den ganzen Körper kurz nach.

**Wechsel-
duschen**

Diese Maßnahmen sind nahezu unentbehrlich zur Steigerung der körpereigenen Abwehrkräfte gegenüber Infektionen verschiedenster Art. Grippe und sonstige banale Infekte gehören damit der Vergangenheit an, allfällige schwerere Infektionen verlaufen weitaus milder und kürzer.

Die einfachste, praktisch für jede Altersgruppe durchführbare Morgengymnastik besteht in der kurzen, systematischen Dehnung der wichtigsten Muskelgruppen des Körpers.

**Universal-
morgen-
gymnastik**

Folgender Übungszyklus entstammt der sogenannten chinesischen »Kung-fu-Gymnastik«, einer jahrtausendealten Tradition, die heute noch besonders empfehlenswert ist.

*Übung 1:* Stellen Sie sich aufrecht mit geschlossenen Beinen hin und lassen die Arme seitlich herunterhängen. Danach strecken Sie beide Arme über den Kopf und verschränken die Finger ineinander. Dann drehen Sie mit verschränkten Fingern die Handflächen nach oben, stellen sich auf die Zehenspitzen und drücken die Handflächen mit voller Kraft nach oben – wie wenn Sie die Hände gegen den Himmel drücken. Danach lösen Sie Ihre Finger und gehen wieder in die Ausgangsstellung zurück. Diese Übung führen Sie zweimal durch.

**Imaginäres Bogenschießen**

*Übung 2:* Beim *imaginären Bogenschießen* spreizen Sie die Beine bis etwa auf Schulterbreite, wobei die Fußspitzen parallel nach vorne zeigen. Dann ziehen Sie die Arme an die Brust, die Finger der rechten Hand umfassen eine imaginäre Bogensehne, der linke Zeigefinger zeigt senkrecht nach oben und symbolisiert einen imaginären Bogen. Dann gehen Sie etwas in die Knie und visieren einen Punkt in der Ferne an, den Ihr imaginärer Pfeil treffen soll. Danach spannen Sie den Bogen, indem Sie den rechten Arm zurückziehen, den linken Arm ausstrecken – beides mit vollster Kraftanstrengung. Nach einigen Sekunden schnellt der Pfeil vom Bogen – Ihre Arme entspannen sich ruckartig. Danach gehen Sie wieder in die Ausgangsstellung zurück und führen die gesamte Übung nach der anderen Seite durch. Beide Übungen werden jeweils einmal wiederholt.

*Übung 3:* Sie stellen sich aufrecht mit geschlossenen Beinen und herunterhängenden Armen hin. Danach führen Sie den rechten Arm über den Kopf und drehen die Handfläche nach oben. Der linke Arm wird nach unten gestreckt; die Handfläche nach unten geöffnet. Dann stellen Sie sich wiederum auf die Zehenspitzen und drücken mit voller Kraft die rechte Handfläche nach oben, die linke nach unten. Stellen Sie sich vor, daß Sie den Himmel nach oben, die Erde nach unten drücken. Gehen Sie dann wieder in die Ausgangsstellung und führen die gleiche Übung mit vertauschter Armhaltung durch. Danach wiederholen Sie den gesamten Vorgang ein zweites Mal.

*Übung 4:* Sie stehen aufrecht mit geschlossenen Beinen und seitlich herunterhängenden Armen da. Dann drehen Sie den Kopf so weit als möglich nach links, wobei Ihre Augen einen Punkt hinter Ihrer linken Schulter fixieren. Danach drehen Sie in der gleichen Weise Ihren Kopf nach rechts und wiederholen diese Übung je einmal nach beiden Seiten.

*Übung 5:* Spreizen Sie die Beine etwa bis auf Schulterbreite auseinander und gehen Sie etwas in die Knie. Stützen Sie beide Hände auf Ihre Knie, danach beugen Sie Ihren Oberkörper, so weit es möglich ist, gegen das linke Knie, führen ihn vornübergebeugt vom linken zum rechten Knie und richten ihn danach wieder auf. Danach führen Sie die Übung in entgegengesetzter Richtung aus. Beide Übungen wiederholen Sie je einmal.

*Übung 6:* Stellen Sie sich aufrecht mit geschlossenen Beinen hin; dieses Mal werden die Hände in die Hüften gestützt. Danach stellen Sie sich siebenmal hintereinander auf die Zehenspitzen. Diese Übung erscheint sehr einfach, hat aber ungeahnte Wirkungen auf das Arterien-Venen-System in den Beinen.

*Übung 7:* Beim *Schattenboxen* spreizen Sie Ihre Beine bis etwa in Schulterbreite, die Fußspitzen zeigen parallel nach vorne. Ziehen Sie nun beide Arme seitlich an den Oberkörper, und ballen Sie die Fäuste. Danach schnellen Ihre Fäuste abwechselnd links und rechts waagrecht nach vorne; danach die linke Faust waagrecht zur linken Seite, die rechte Faust waagrecht zur rechten Seite. Jeder Boxhieb wird mit maximaler Kraft und Schnelligkeit je zweimal ausgeführt. Achten Sie darauf, daß Ihre Knie dabei etwas gebeugt bleiben.

**Schatten-boxen**

*Übung 8:* Stellen Sie sich aufrecht mit geschlossenen Beinen und seitlich herunterhängenden Armen hin. Danach beugen Sie bei gestreckten Knien den Rumpf nach vorne und fassen mit Ihren Fingern unter Ihre Zehenspitzen. Mit ihren Händen ziehen Sie Zehen und Vorfüße sanft nach oben, die Knie bleiben gestreckt. Nachdem Sie wieder in die Ausgangsstellung zurückgekehrt sind, wiederholen Sie diese Übung noch einmal. Wenn Sie diese Übung auf Anhieb nicht schaffen, versuchen Sie es trotzdem.

# Erkenne dich in deinem Körper

## Einfache Methoden der Selbstdiagnose

Die Ärzte früherer Zeiten hatten kaum brauchbare technische Hilfsmittel, in unserem heutigen Sinn, zur Diagnose von Krankheiten zur Hand. Sie waren allein auf ihre Beobachtungsgabe, auf ihre Sinne angewiesen – auf ihr geschultes Auge, ihr Ohr, ihren Geruchssinn und die Sensibilität ihrer Hände. Und dennoch – oder gerade deshalb – waren sie imstande, exakte Diagnosen zu stellen und die entsprechende Therapien darauf aufzubauen.

**Hippokrates** Einer der größten Ärzte aller Zeiten, der griechische Priesterarzt Hippokrates, hat den Satz geprägt: »*Der Arzt muß das Gegenwärtige beobachten, das Vorhergegangene wissen und das Kommende vorhersehen!*«
Jeder Mensch kann sich nach diesem Satz richten – also auch Sie!
Das Gegenwärtige beobachten: Jeder Mensch kann seinen Körper betrachten, betasten und daraus seine Schlüsse ziehen. Dies ist eine durchaus legitime und wichtige Form der Selbstbeurteilung und im weitesten Sinn der Selbstdiagnose. Ja, es sollte sogar die Pflicht jedes Menschen sein, von Zeit zu Zeit diese Selbstbetrachtung zu vollführen und so – lange vor den ersten Beschwerden – mit den eigenen fünf Sinnen Krankheiten und Gebrechen zu erfassen. Sie werden damit zu einem Verbündeten und Helfer Ihres Arztes!
Im alten China wurden die Ärzte nur dann bezahlt, wenn es ihnen gelang, den Patienten gesund zu erhalten; die Bezahlung wurde eingestellt, wenn der Patient erkrankte, und erst wiederaufgenommen, wenn er wieder gesund war.
Die Behauptung ist nicht vermessen, daß unter solchen Bedingungen heute viele Ärzte arbeitslos wären.
Um gesund zu bleiben, muß man die Krankheit erken-

nen, ehe sie vom Körper Besitz ergriffen hat. Und jede Krankheit hat eine sogenannte »Latentzeit«, eine Vorphase, in der sie bereits an bestimmten äußeren Zeichen erkennbar wird.

Ihr Körper will etwas von Ihnen, wenn er Ihnen durch Schmerz oder andere Gebrechen anzeigt, daß etwas nicht in Ordnung ist. Er macht Sie gleichsam auf sich aufmerksam.

Einer der größten Fehler der modernen Medizin dürfte wohl sein, daß Schmerzen oder andere Symptome zuallererst unterdrückt werden, bevor die eigentliche Ursache aufgeklärt worden ist. Das ist, als ob man einen Hilferufenden knebelt, anstatt ihn zuerst einmal nach dem Grund seines Rufens zu fragen.

Jede Krankheit hat drei ursächliche Faktoren:

◆ Den Erbfaktor: Er besteht in gewissen ererbten Organschwächen oder Krankheitsdispositionen. Wenn zum Beispiel ein Rheumaleiden (im Volksmund Gicht) von der Großmutter auf den Enkel übertragen wird. Es wird dabei meist eine Generation übersprungen; manche Leiden werden nur auf den männlichen oder weiblichen Familienzweig übertragen.

◆ Den Erziehungsfaktor: Bestimmte Verhaltensweisen werden erst im Lauf der ersten Lebensjahre von den Eltern auf die Kinder übertragen.
Beispiel Fettsucht: Wohlbeleibte Eltern neigen dazu, ihre Kinder von Geburt an zu überfüttern, weil sie selbst gern und viel essen.

◆ Den Umweltfaktor: Dazu zählen alle Einflüsse der unmittelbaren Umgebung, wie Wohnen, Essen, Schlaf-Wach-Rhythmus, aber auch Genußgifte (Alkohol, Nikotin, Drogen) und alles, was unter dem Begriff Umweltverschmutzung zu verstehen ist.

Wer gesund bleiben will, muß alle diese Faktoren erkennen und nach Möglichkeit versuchen, deren Auswirkungen hintanzuhalten.

*Die Körperhaltung*                                   **Selbstdiagnose**
Der Gesamteindruck der Körperhaltung eines Menschen hängt vor allem von der Kopfhaltung ab. Die Kopfhaltung hat großen Einfluß auf die Spannung der Nacken-

25

muskulatur und diese wiederum auf die Krümmung der gesamten Wirbelsäule.

Ein Mensch, der den Kopf hoch trägt, hat zumeist einen geraden, aufrechten Rücken. Ein ständig gesenkter Kopf bringt eine verstärkte Krümmungsneigung im Brustwirbel- und Lendenwirbelsäulenbereich mit sich. Die verstärkte Krümmung ist Anlaß für Spannungsschmerzen der Rückenmuskulatur. Was bestimmt Ihre Kopfhaltung? – Ihr Selbstvertrauen!

Je ausgeprägter das Selbstwertgefühl eines Menschen ist, desto höher trägt er seinen Kopf und um so aufrechter ist seine Wirbelsäule. Ein unterwürfiger Mensch mit wenig Selbstvertrauen trägt seinen Kopf in Vorneige, quasi zwischen den Schultern, vergraben.

Machen Sie einen einfachen Test:

**Haltungstest** Stellen Sie sich vor einen Spiegel, und lassen Sie Ihre Schultern fallen, so tief es geht. Das Ausmaß der Schulterbewegung nach unten ist gewissermaßen ein Gradmesser dafür, wie sehr Sie unter psychischem Druck stehen. Ein innerlich freier Mensch trägt seinen Kopf aufrecht und frei. Ein ängstlicher Mensch hebt instinktiv seine Schultern und versteckt seinen Kopf zwischen ihnen.

Wenn Sie Ihren Körper von der Seite her im Spiegel betrachten, erhalten Sie zudem wertvolle Aufschlüsse über den Zustand Ihres Verdauungstraktes.

Der steirische Arzt F. X. Mayr (Erfinder der Milch-Semmel-Kur) hat anhand der Bauchformen, also gleichsam an der äußeren Silhouette, den allgemeinen Gesundheitszustand eines Menschen bestimmt und definiert. Beispiele:

◆ Ein schlaffer Darm hängt nach unten in das kleine Becken und erzeugt dort Stauungen, die bis in die Beine hinunterreichen können.

◆ Ein Blähbauch steigt eher hoch und drückt von unten her gegen das Zwerchfell (Zwerchfellhochstand); dies wiederum führt zu einer Querlage des Herzens, wodurch sehr leicht sogenannte unspezifische Herzbeschwerden wie z. B. Rhythmusstörungen, Herzschmerzen und dgl. hervorgerufen werden können. Ein vermeintlich Herzkranker ist außerordentlich erleichtert, wenn er erfährt, daß seine Herzbeschwerden letztlich nur eine Folge einer blähungsfreudigen Kost sein können.

Hier haben wir ein Beispiel für Ursache und Wirkung! Der Bauchumfang bzw. das Gewicht des Bauches stellt also eine zweite Einflußgröße auf die Form der Wirbelsäule dar. Auf diese Weise kann eine richtiggehende Charakterkunde des Rückens abgeleitet werden. (Darüber später mehr.)

»Jeder Mensch hat eine Wirbelsäule, aber nicht jeder hat auch ein Rückgrat«, sagt eine alte Volksweisheit. Und wer über viel moralisches Rückgrat – sprich: Selbstbewußtsein – verfügt, der hat auch eine aufrechte und gerade Wirbelsäule.

### Die Alexander-Methode

Setzen Sie sich in einen Stuhl mit aufrechter Lehne. Schieben Sie nun Ihren Kopf so nach hinten, als ob das Kinn auf einer waagrechten Ebene gleiten würde. Wiederholen Sie diesen Vorgang mehrmals. Sie können auch einen Handspiegel zu Hilfe nehmen, um sicherzugehen, daß die Verschiebung des Kopfes waagrecht erfolgt.

Der neuseeländische Wirbelsäulenspezialist E. Alexander hat diese einfache Übung erfunden, um damit eine Haltungskorrektur für die ganze Wirbelsäule zu bewerkstelligen. Bei genauer Beobachtung werden Sie bemerken, daß bei maximaler Verschiebung des Kopfes nach hinten Ihre Nackenmuskulatur gedehnt wird. Diese leichte Dehnung des Nackens bringt eine Straffung der übrigen Rückenmuskulatur mit sich. Stellen Sie sich einfach vor, daß Ihr Hinterkopf an einem Faden senkrecht nach oben gezogen wird. Diese imaginäre Zugwirkung sollte sich allmählich auf den ganzen Rücken erstrecken. Diese neue korrigierte Kopfhaltung sollte Ihnen in Fleisch und Blut übergehen!

Also kein »Brust heraus – Bauch hinein« mehr! Sie müssen sich diese Kopfhaltung zur dauernden Gewohnheit machen, bei all Ihren Tätigkeiten, am Schreibtisch, im Auto, im Lehnstuhl, beim Gehen usw. Sie werden dadurch ein neues Lebensgefühl erlangen. Ihr Denken wird freier, Ihr Verstand funktioniert besser, Sie haben das Gefühl, wieder einmal richtig durchatmen zu können

**Der Kopf bestimmt die Körperhaltung**

(ein krummer Rücken behindert die Atembewegung). Ihre Körpergröße nimmt zu, und Ihr Selbstbewußtsein erhält neuen Auftrieb.

Also noch einmal: Schieben Sie Ihren Kopf in aufrechter Haltung waagrecht nach hinten, soweit es geht, bis Sie ein ziehendes Gefühl in Ihrer Nackenmuskulatur verspüren.

Noch eine Hilfe: Stellen Sie sich vor, Sie wollen einem vor Ihnen aufspringenden Ball ausweichen, der sonst Ihr Gesicht treffen würde. Ihre endlosen Rückenverspannungen können damit doch noch ein Ende finden.

**Was mir mein Gesicht verrät**

Das Schicksal gräbt seine Runen in unser Gesicht . . .

Es ist bis heute ein wissenschaftliches Rätsel geblieben, wodurch und warum eigentlich Falten im Gesicht entstehen. Schuld sind wohl die Gesichtsmuskeln, die stereotyp in immer gleichbleibender Art gespannt werden.

Die Gesichtsausdruckskunst ist, wie die Handlesekunst, eine uralte Wissenschaft, die auf der Beobachtung und heilerischen Erfahrung vieler Generationen von Heilkundigen beruht. Und dennoch ist sie bis heute eine Grenzwissenschaft geblieben. Sie ist aus der herkömmlichen medizinischen Diagnostik praktisch zur Gänze verschwunden. Sehr schade! Gerade das Gesicht ist ein »Spiegel der Seele«, und es gibt viele Geheimnisse preis, wenn man in ihm zu lesen versteht.

Gerade für Sie, die Sie gesund bleiben wollen, ist die richtige Deutung der Zeichen im Gesicht eine besonders wertvolle Hilfe beim frühzeitigen Erkennen von Organschwächen und Krankheitssymptomen.

Haben Sie jemals Ihr *Gesicht* von diesem *Gesichtspunkt* her betrachtet?

Die Oberfläche des Gesichts weist gegenüber dem restlichen Körper eine Besonderheit auf – sie enthält sogenannte Hautmuskeln. Das bedeutet, daß feinste Muskelzüge direkt in das Unterhautgewebe eingebettet sind, wodurch überhaupt geringgradige Hautverschiebungen möglich werden – also alles, was wir unter dem Begriff Mimik verstehen.

Die mimische Muskulatur wird vom Gesichtsmuskel, dem »Nervus facialis«, gesteuert, der wiederum in engem Kontakt zu den Gehirnzentren steht, die für die

28

gedankliche Verarbeitung unserer Gefühle zuständig sind. Was heißt das?

Unser Gesicht spiegelt mehr oder weniger bewußt unsere Gefühlswelt wider. Und es kostet viel Mühe und Selbsterziehung, nicht gleich jede innere Regung im Gesichtsausdruck erkennen zu lassen. Was tut man also, um nach außen hin unerschütterlich und überlegen zu wirken? Man spannt die Gesichtsmuskulatur, um sie dadurch besser zu beherrschen. Damit sind wir aber wiederum bei den Falten angelangt. Eine länger andauernde Spannung der Gesichtsmuskeln erzeugt Falten!

Verständlicherweise kommt mit zunehmendem Alter ein Elastizitätsverlust des Unterhautgewebes dazu, der insbesondere die Gesichtshaut erschlaffen, also altern läßt.

Setzen Sie sich gemütlich in einen Sessel, und stellen Sie vor sich einen Spiegel auf, in dem Sie bei guter Beleuchtung Ihr Gesicht genau betrachten können.

**Praxis der Gesichts-ausdruckskunde**

*Zuerst erfolgt die Beurteilung der Hautfarbe des ganzen Gesichtes:*

Allgemeine Rötung: Blutfülle, hoher Blutdruck, Zuckerkrankheit.

Allgemeine Blässe: Blutarmut, niederer Blutdruck.

Grüngelbliche Farbe: Leber, Gallenerkrankung.

Graubräunliche Farbe: Nierenerkrankung.

Aschgraue, unreine Gesichtshaut: Magen-Darm-Erkrankung, Nikotin.

Bräunliche, landkartenähnliche Pigmentflecken: Hormonelle Störung, Leberbelastung.

Das Gesicht wird in Felder eingeteilt (siehe Grafik):

*Magenfeld:*

a) Der Bereich seitlich oberhalb der Lippen, er wird zu den Wangen hin häufig von den sogenannten »Nasolabialfalten« begrenzt.

b) Die Nasenspitze.

c) Die Schläfen.

*Leber-Galle-Bauchspeicheldrüsen-Feld:*

a) Beide Wangen seitlich der Nasolabialfalten (rechts: Leber und Galle, links: Bauchspeicheldrüse)

29

GESICHTSFELDER

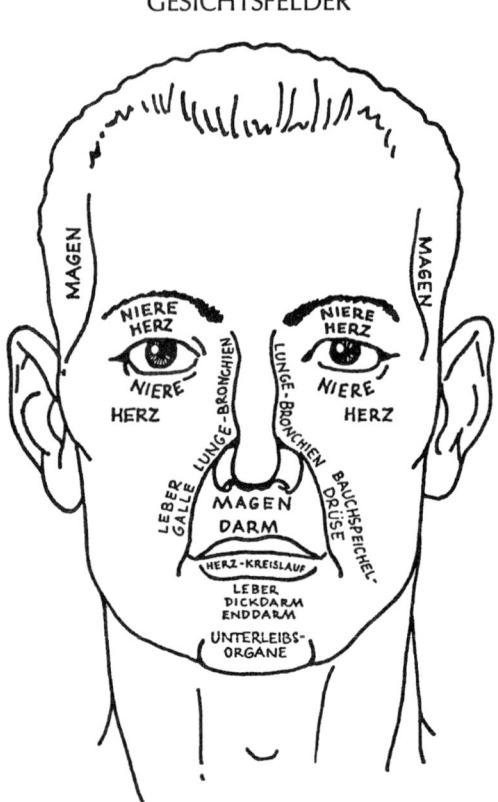

b) *Unterlippe: Leber*
*Nierenfeld:*
Der Bereich um die Augen, vor allem die Unterlider
(nicht zu verwechseln mit stark hervortretenden Tränen-
säcken – sie sind vererbte Konstitutionsmerkmale).
*Herzfeld:*
Die oberen Wangenpartien, die Oberlider
*Lungen-Bronchien-Feld:*
Nasenrücken und Nasenflügel
*Feld der Unterleibsorgane:*
Das Kinn
*Feld des Nervensystems:*
Stirn, Augenbrauen.

**Veränderungen**     Wenn Sie diese Felder nun einzeln in Augenschein neh-

30

men, so fallen unter Umständen lokale Veränderungen der Hautfarbe und Gewebebeschaffenheit auf, die auf eine Funktionsschwäche oder Störung des zugeordneten Organes schließen lassen.

*Magen-Darm-Feld:*
Als weithin bekanntes klassisches Erkennungsmerkmal einer Magenstörung können die Nasolabialfalten bezeichnet werden – sie ziehen von den Nasenflügeln in kleinem Abstand bogenförmig um die Mundwinkel.

**Die Gesichtsmerkmale im einzelnen**

Flache, wenig ausgeprägte Nasolabialfalten deuten auf eine Magenübersäuerung, tief eingegrabene Nasolabialfalten auf einen Magensäuremangel hin.

Je tiefer diese Falten heruntergezogen sind, um so mehr ist auf eine Mitbeteiligung des Zwölffingerdarmes zu schließen.

In Verbindung mit einer deutlich hervortretenden Nasenspitze, eingefallenen Schläfen und auffallender Blässe des Gesichtes haben Sie das klassische »Magengesicht« vor sich. Hier könnte unter Umständen eine ernstere Erkrankung vorliegen, die jedenfalls eine ärztliche Kontrolle empfehlenswert erscheinen läßt.

Eine Querfalte zwischen Unterlippe und Kinn tritt häufig bei Störungen oder Erkrankungen des Enddarmes, also z. B. bei chronischen Hämorrhoiden, auf.

Die Beschaffenheit der Nasenspitze – auch wenn das spitzfindig klingt – ist ebenfalls ein möglicher Hinweis auf die spezifischen Magenfunktionen. Eine fleischige Nasenspitze deutet auf einen überlasteten Magen mit dicken Magenwänden (z. B. bei Vielessern und Gourmets), eine vorstehende, knorpelige Nasenspitze auf einen schwachen, erweiterten Magen mit dünnen Schleimhäuten hin.

*Leber-Galle-Bauchspeicheldrüsen-Feld:*
Hier sind vor allem teigige Schwellungen des Gewebes, die wulstförmig links und rechts neben den Nasolabialfalten hervorragen, zu beachten. Wenn sie rechts stärker auftreten, deutet dies auf eine Leber-Galle-Störung; links auf eine Bauchspeicheldrüsenstörung hin.

Leberbelastungen zeigen sich zudem häufig als Schwel-

**Gesichts-
merkmale** lungen unmittelbar unterhalb der Unterlippe sowie in feingeschlängelten rotschimmernden Äderchen unter der Gesichtshaut.

*Nierenfeld:*
Ein bekanntes Symptom einer eingeschränkten Nierenfunktion ist das sogenannte »Lidödem«, einer Flüssigkeitsansammlung unterhalb der Augenlider. Lange bevor diese Schwellung auftritt, zeigt sich eine Überbelastung der Niere (Medikamentenmißbrauch, überhöhter Salzkonsum, chronische Entzündungen usw.) in Form von sogenannten Nierenringen – das sind graubraune Schatten unterhalb der Tränensäcke. Im fortgeschrittenen Stadium greift die Schwellung auch auf die Oberlider über – dies weist gleichzeitig auf eine beginnende Herzschwäche durch die vermehrte Wasseransammlung im Gewebe hin. »Die Niere ist der Feind des Herzens«, so lautet ein Spruch aus der chinesischen Medizin, der dieses Phänomen zusätzlich erklärt. Sehr leicht können Sie eine akute Überlastung der Nieren bei völlig intakter Nierenfunktion daran erkennen, daß Sie nach einer kochsalzreichen Abendmahlzeit (Fleisch, Käse) am nächsten Morgen unter Umständen leichte Lidödeme infolge des im Körper zurückgehaltenen Wassers entdecken.

*Lungen-Bronchien-Feld:*
Hier sind es häufig ein- oder beidseitige Verdickungen der Nasenflügel. Im späteren Stadium, wenn das Herz mitbetroffen ist (z. B. Bronchialasthma, Herzwassersucht usw.), beginnen sich Nasenflügel und Nasenrücken allmählich blaurot zu verfärben. Diese Verfärbung greift langsam auf beide Wangen und zuletzt auch auf die Ohren über.

*Herzfeld:*
Ein gesundes Wangenrot ist wie ein Hauch. Das unnatürliche Rot des Herzkranken besteht bei näherer Betrachtung aus einer Ansammlung von feinsten grellroten Äderchen unter der Haut. Im Spätstadium dieser Krankheit zieht dieses Rot wie ein schmetterlingsförmiges Band quer von einer Wange über den Nasenrücken zur ande-

32

ren und erfaßt zuletzt auch die Ohren (siehe auch Lungen-Bronchien-Feld).
Das gleiche Phänomen zeigt sich bei fortgeschrittenem Alkoholismus, wo ja, nach der Leber, auch Herz und Lunge in Mitleidenschaft gezogen sind.

*Feld der Unterleibsorgane:*
Sie kennen den Ausdruck »sinnliche Lippen«. Er besagt, daß bei sinnesfreudigen, sexuell aktiven Menschen die Lippen – vor allem die Unterlippe – besonders ausgeprägt hervortreten. Dazu kommt oft noch eine besondere Ausprägung der Kinnpartien. Und tatsächlich ordnet die Gesichtsausdruckskunde das Kinn dem Unterleibsbereich zu. Auch hier wird eine Vergrößerung der Unterleibsorgane – z. B. ein Uterusmyom (gutartige Gebärmuttergeschwulst) – durch eine Verdickung des Gewebes über dem Kinn angezeigt. Oft geht etwa die Gebärmuttersenkung Hand in Hand mit der Ausbildung eines Doppelkinnes.

*Feld des Nervensystems:*
Naturgemäß zeigt die obere Gesichtsregion, die Stirn, am ehesten einen Zusammenhang mit den Funktionen des Nervensystems. Menschen mit hoher Stirn gelten als besonders verstandesbegabt und eher als gefühlsarm. Verstand und Gefühl liegen oft im Streit. Verstandesmenschen neigen dazu, ihre Stirn in Falten zu legen. Dadurch wird die Kopfschwarte gespannt, die Stirnhaare fallen allmählich aus – es entsteht die »Denkerstirn«. Das Faltenrelief auf der Stirn weist mitunter auch auf grundlegende Charakterzüge eines Menschen hin. Da dieses Gebiet wissenschaftlich noch wenig erforscht ist, soll hier von einer näheren Beschreibung dieser Phänomene Abstand genommen werden.

*Die Ohren:*
Haben Sie es auch schon bemerkt, daß alte Menschen fast durchwegs große Ohren besitzen? Die Ohren symbolisieren also die Lebenskraft!
Menschen mit starkem Willen und großer Vitalität haben oft große, fleischige Ohren, wobei insbesondere die Ohr-

**Die Ohren-
diagnostik**

33

OHRFELDER

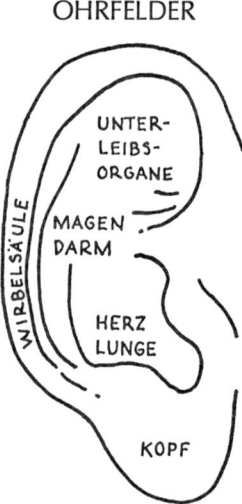

läppchen besonders ausgeprägt sind. Das soll nicht bedeuten, daß Menschen mit kleinen und angewachsenen Ohrläppchen nicht ebenso in Gesundheit und Lebensfreude alt werden.

Die asiatischen Buddhastatuen haben allesamt besonders lang herunterhängende Ohrläppchen. Es sei an dieser Stelle noch einmal auf die ungeheuer belebende Wirkung der Ohrselbstmassage hingewiesen.

Der französische Akupunkturarzt Nogier hat in Anlehnung an die chinesische Akupunktur eine eigenständige Ohrakupunktur entwickelt. Aus dieser Ohrakupunktur ist die Ohrakupressur hervorgegangen. Sie gibt eine Anleitung zur gezielten Selbstbehandlung bei den verschiedenartigsten körperlichen Gebrechen (siehe Grafik).

**Die Zungen-diagnostik**

*Die Zungendiagnostik:*
Es gehört nicht zur feinen Art, einem anderen Menschen die Zunge zu zeigen. Man drückt damit eine gewisse Verachtung aus, indem man sein Inneres nach außen kehrt. Und wahrhaftig – die Zunge ist ein Abbild unseres Innenlebens, sprich, unseres Verdauungs- und Stoffwechselsystems. Ähnlich wie das Gesicht, zeigt auch die Zungenoberfläche bestimmte Färbungen, Belege und Runen.

ZUNGENFELDER

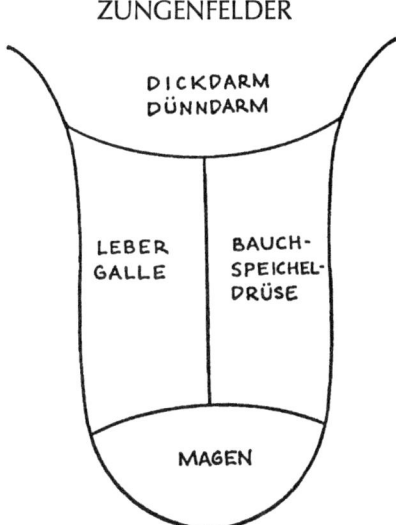

Auch sie kann in Felder gegliedert werden:
Magenfeld: Zungenspitze
Leber-Galle-Feld: rechte Zungenhälfte
Bauchspeicheldrüsenfeld: linke Zungenhälfte
Dünn-Dickdarm-Feld: hinterer Zungenabschnitt
Wichtige Aufschlüsse über die Funktion der Verdauungs-
drüsen gibt der Zungenbelag:
Weißer Belag: Magenübersäuerung
Völliges Fehlen eines Belages = normale Verhältnisse
Völliges Fehlen eines Belages bei auffallender Glätte der
Zungenoberfläche: Magensäftemangel
Gelblicher Belag: Leber-Galle-Störung
Bräunlicher Belag: Nierenfunktionsstörung
Schwarzer Belag: Pilzbefall der Zunge und des restlichen
Verdauungstraktes.
Wichtige Aufschlüsse über den Zustand der Magen-
Darm-Muskulatur gibt das Zungenrelief (Faltenbildungen
in der Zungenoberfläche):
Längs- oder Querfalten in den Organfeldern der Zunge:
Spasmen (krampfartige Zustände) in den zugeordneten
Organbereichen
Ein tiefe Längsrille in der Mitte der Zunge: Generelle
Eingeweidesenkung

Viele kleine Querrillen in den hinteren Zungenabschnitten: Reizzustände, verbunden mit krampfartigen Störungen der Muskulatur in den unteren Darmabschnitten (unterer Dünndarm, Dickdarm)

Zahnabdrücke an den Zungenrändern: Generelle Funktionsschwäche der Magen-Darm-Schleimhaut, verbunden mit einem allgemeinen Mangel an Verdauungssäften.

Die »Landkartenzunge« – unregelmäßig geformte, scharf begrenzte Belagsbezirke auf der Zungenoberfläche: Leberbelastung, verbunden mit Störungen des hormonellen Systems.

Wucherung der Zungenpapillen – kleines weißes Knötchen an der Zungenoberfläche, meist am Zungenrand: Unbedingt genau ärztlich untersuchen lassen, es kann sich um Vorboten einer Krebserkrankung handeln.

Sollte Ihnen irgendwann wieder einmal jemand die Zunge zeigen, so könnten Sie dies gleich mit der richtigen Diagnose beantworten . . .

**Die »Chirosophie«**

*Die Hand- und Nageldiagnostik:*
Die »Chirosophie«, die medizinisch-wissenschaftliche Handlesekunst, war bis vor etwa zweihundert Jahren noch Lehrfach an den medizinischen Fakultäten. Heute wird sie bestenfalls noch von Heilpraktikern, Kräuterkundigen und Wahrsagern in banaler Form angewendet, um so die Aufmerksamkeit des Kunden zu erregen oder um eine gewisse mystische Hellsichtigkeit zu dokumentieren. Entsprechend der althergebrachten Handlesekunst können die einzelnen Teile der Hand bestimmten Organbereichen zugeordnet werden:

◆ Daumen: Gehirn und Rückenmark
◆ Rechter Zeigefinger: Leber und rechte Lunge
◆ Linker Zeigefinger: Milz, Bauchspeicheldrüse und linke Lunge
◆ Mittelfinger: Magen – Darm
◆ Ringfinger: Herz und Nieren
◆ Kleiner Finger: Unterleibsorgane

Auch die Handfläche zeigt bestimmte Felder – sie werden »Berge« genannt und nach verschiedenen Planeten bezeichnet (siehe Grafik).

HANDFELDER

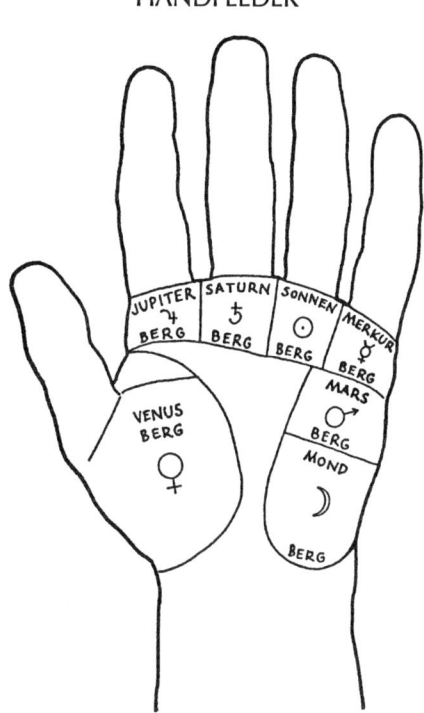

◆ Venusberg: Erkrankungen der Unterleibsorgane und Bronchien
◆ Jupiterberg: Neigung zur Arteriosklerose, hoher Blutdruck
◆ Saturnberg: Stauungen im Unterbauch und in den Beinen, Hämorrhoiden
◆ Sonnenberg: Erkrankungen des Gehirns und Rückenmarks
◆ Merkurberg: Erkrankungen der Leber und Galle
◆ Marsberg: Erkrankungen der Bronchien und der Verdauungsorgane
◆ Mondberg: Stoffwechselerkrankungen (Zuckerkrankheit, Gicht), Rheumatismus, Nieren- und Blasenleiden

*Erkrankungszeichen an der Hand:*
Verquellungen des Unterhautgewebes, Verwölbungen im Bereich der einzelnen Berge; fleckenförmige Rötung

**Die Hände**

der Handflächen (z. B. bei Leberleiden); besonders reichhaltige Handlinienansammlungen auf den einzelnen Bergen.

Zur Deutung der einzelnen Handlinien soll hier nur ein kurzer Abriß wiedergegeben werden; einerseits um die Grenze der seriösen Selbstdiagnose nicht zu überschreiten, andererseits deshalb, weil die Handliniendeutung für den Laien in der hier gebotenen Kürze nicht vermittelt werden kann.

◆ Lebenslinie: Gibt Auskunft über die Gesamtkonstitution, nicht über das zu erwartende Lebensalter. Eine schwach ausgeprägte Lebenslinie könnte eher eine schwache, eine tiefgefurchte Lebenslinie eher eine kräftige Grundkonstitution symbolisieren.

◆ Kopflinie: Gibt Auskunft über Schwächen der Kopforgane.

◆ Herzlinie: Betrifft den Zustand und die Funktionstüchtigkeit des Herzens.

◆ Magen-Leber-Linie: Zustand der Verdauungsorgane.

◆ Venusgürtel: Zustand der Sexualnerven und Unterleibsorgane.

◆ Giftlinie: Tritt immer dann in Erscheinung, wenn ein Übermaß an äußerlich zugeführten Giften im Körper gespeichert wird (Medikamente, Alkohol, Nikotin usw.).

**Besonderheiten**   Besonderheiten der Handlinien:

◆ Tiefgefurchter gerader Verlauf: Positives Zeichen

◆ Geschlängelter Verlauf: Krampfneigung der zugeordneten Organe

◆ Flach-verschwimmender Verlauf oder Verdoppelung: Konstitutionelle Organschwäche

◆ Unterbrechungen der Handlinien: Akute Organstörungen, Entzündungen, Überreizungen

Wie immer man über die Handlesekunst denken mag, sie war eine der ersten Diagnosemethoden der Menschheitsgeschichte, und es ist zu vermuten, daß in kommenden Zeiten diese *Kunst* wieder zur *Wissenschaft* erhoben werden wird . . .

HANDLINIEN

**Die
Nageldiagnostik**

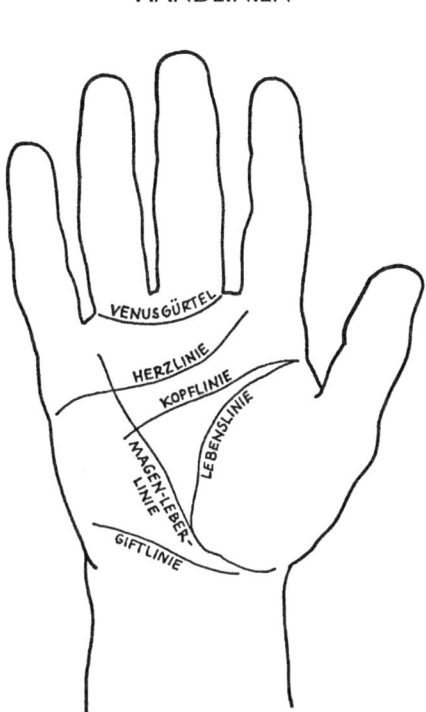

*Die Nageldiagnostik:*
Die Finger- und Zehenspitzen sind gleichsam die vorge-
zogenen Kundschafter des Nervensystems und deshalb
von allen Bereichen der Körperoberfläche am reichhal-
tigsten mit Nervenfasern versorgt. Aus der chinesischen
Medizin stammt die Erkenntnis, daß die Akupunkturme-
ridiane – das sind elektromagnetische Feldlinien, die
ebenfalls mit den inneren Organsystemen in Verbindung
stehen – hier enden. Form und Farbe von Fingerspitzen
und Nägeln geben daher besonders frühzeitig Auskunft
über Störungen der inneren Organe. So wie in einem
kranken Boden keine gesunden Pflanzen und Bäume
wachsen können, können in einem kranken Organismus
keine gesunden Nägel wachsen!

*Nagelzeichen:*
◆ Brüchige, gespaltene Nägel: Schwaches, mineralstoffarmes Bindegewebe (Kalk-, Eisenmangel).
◆ Kleiner oder verstrichener Nagelmond: beginnende Herzschwäche.
◆ Verbreiterte, gewölbte Nägel (Uhrglasnägel): Fortgeschrittenes Herz-Lungen-Leiden.
◆ Querrillen: Ansammlung von Stoffwechselschlacken (Cholesterin, Fettsäuren, Harnsäure).
◆ Längsrillen: Deuten auf Darmträgheit hin.
◆ Dunkelrote Verfärbung: Hoher Blutdruck.
◆ Blasse Nägel: Blutarmut, niederer Blutdruck.
◆ Gelbliche Verfärbung: Leber-Galle-Störung.
◆ Weißliche Flecken: Ansammlung von Stoffwechselschlacken (Cholesterin, Fettsäuren, Harnsäure).
◆ Wulstförmige Verbreiterung der Fingerendglieder (Trommelschlegelfinger): Angeborenes oder chronisches Herzleiden.
Ein gesunder Nagel ist von makelloser Oberfläche, leicht gewölbt, elastisch und hart.

**Die Fußreflex-Zonen**

Setzen Sie sich in den Schneidersitz, drehen Sie Ihre Fußsohlen nach oben, und drücken Sie mit Daumen oder Fingerspitzen die einzelnen Fußsohlenbereiche kräftig durch. Sie werden bemerken, daß es hier verblüffende Unterschiede in der Schmerzempfindlichkeit gibt. Das Unterhautgewebe an Fußsohle und Fußrücken hat verschiedene Bereiche mit unterschiedlich erregten Nervenbahnen. Eine neuartige – wissenschaftlich umstrittene – Behandlungsmethode macht sich diese Erfahrungstatsache diagnostisch und therapeutisch zunutze – die *Fußreflexzonen-Behandlung.*
Man kann durch Druck auf die Reflexzonen, Einfluß auf innere Organe nehmen, ohne diese direkt behandeln zu müssen. In erster Linie sind es Schmerzen und Durchblutungsstörungen, die auf die Fußreflexzonen-Behandlungen ansprechen. Diese Methode wurde ursprünglich in China praktiziert und gelangte über Amerika zu uns nach Europa.
Obwohl diese Methode eine spezielle Ausbildung voraussetzt und eigentlich in das Repertoire eines geschul-

ten Masseurs gehört, kann sie doch bis zu einem gewissen Grad auch für den Hausgebrauch umfunktioniert werden.
Was ist zu tun?

Setzen Sie sich – wie gesagt – in den Schneidersitz, und versuchen Sie, die Fußsohlen nach oben zu drehen – mit einiger Übung gelingt dies auch. **Anleitung zur Selbstbehandlung**
Danach drücken Sie laut beigefügtem Schema mit Daumen und Fingerknöcheln auf die entsprechenden Hautbezirke. Korrekt ist die Durchführung dann, wenn im Unterhautgewebe stichartige Schmerzen zu spüren sind. Diese verschwinden nach einigen Behandlungen von selbst. Etwa ein Drittel aller Menschen ist für diese Behandlungsform nicht geeignet, so wie auch nicht alle Menschen auf die Akupunkturbehandlung ansprechen. Bei einiger Schulung ist die Fußreflexzonen-Behandlung eine großartige und risikolose Selbstbehandlungsmethode. Natürlich ist mit dieser Behandlungsform auch eine gegenseitige Hilfe für den Hausgebrauch möglich und sinnvoll. Entscheidendes Kriterium für den Erfolg ist die Dosierung. Das heißt: Der Druck muß so gewählt werden, daß eine Art »Wohl-Weh«, also ein angenehmer Schmerz an den behandelten Stellen, spürbar wird. Das Resultat ist dann befriedigend, wenn an den Reflexzonen am Fuß und im behandelten Körperbereich ein angenehmes Durchwärmungs- und Entspannungsgefühl, verbunden mit einem Nachlassen der Schmerzen, festzustellen ist.

## KOPF – WIRBELSÄULE – GELENKE

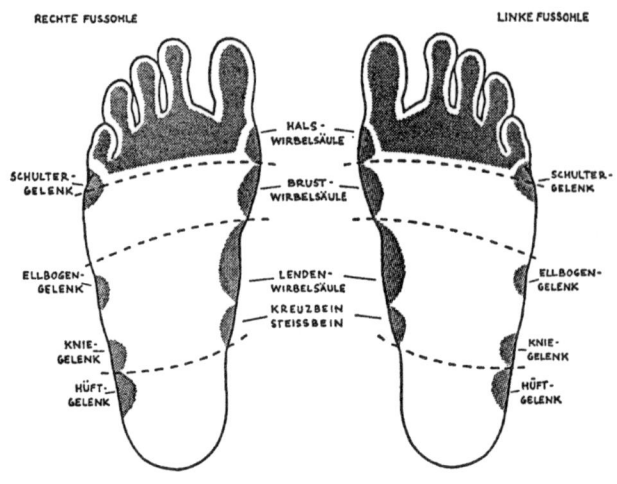

## BRUSTORGANE

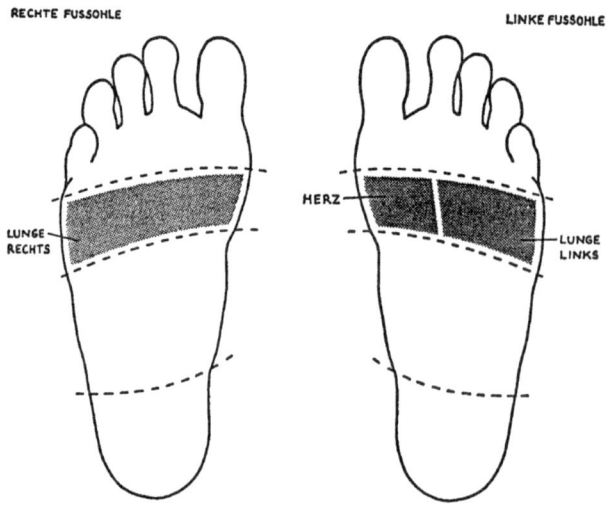

## BAUCHORGANE

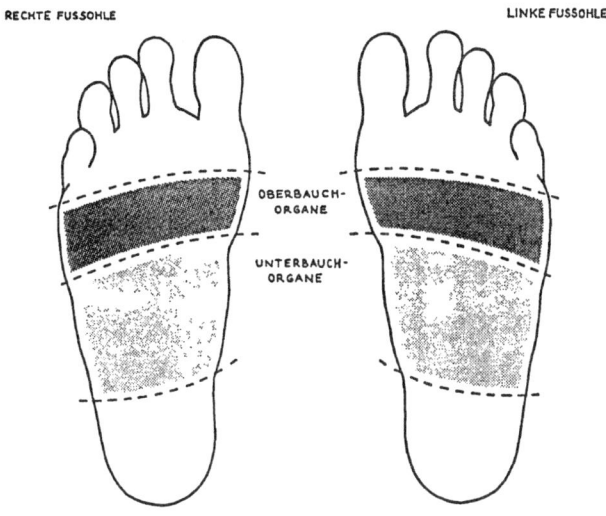

## BECKENORGANE

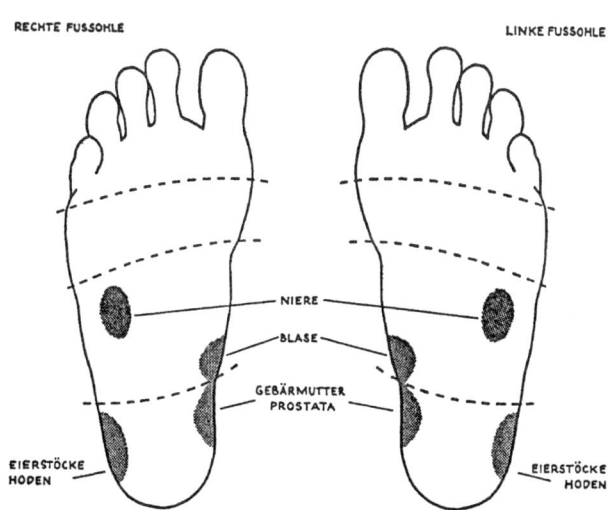

43

# Wo tut es weh?

Es gibt kaum ein körperliches Phänomen, das mehr mißverstanden und unterschätzt wird als der Schmerz. Unser
erstes Bestreben ist es, wenn ein Schmerz auftritt, ihn so
rasch wie möglich wieder loszuwerden. Dabei vergessen
wir zu oft die wahre Bedeutung des Schmerzes zu erfassen. Wir müssen lernen, mit dem Schmerz richtig umzu-
gehen, dann kann er – im wahrsten Sinn des Wortes –
zum »Freund und Helfer« werden . . .

## Die Schmerzanalyse

**Was sagt mir**
**der Schmerz?**
Schmerz ist ein Signal. Schmerz meldet uns, daß der
Körper Schaden erleidet. Schmerz ist aber auch ein Signal der Seele. Ein seelischer Schmerz kann den körperlichen Schmerz enorm verstärken.

Jeder Schmerz lebt von der Aufmerksamkeit, die man
ihm schenkt. Je mehr man imstande ist, sich von einem
Schmerz abzulenken, um so milder verläuft er und um so
früher läßt er wieder nach. Es gibt Schmerzformen – dazu
gehören die meisten chronischen Schmerzen –, die
durch die ihnen gewidmete Aufmerksamkeit über lange
Zeit am Leben erhalten werden.

Wenn Sie unter chronischen Schmerzen leiden, so stel-
len Sie sich folgende Fragen:
◆ Was will der Schmerz von mir?
◆ Worauf will mich der Schmerz aufmerksam machen?
◆ Wovor habe ich Angst?
◆ Worauf »versteife« ich mich?

Es gibt so etwas wie eine *individuelle Schmerzbereit-*
*schaft.* Entscheidend dafür sind folgende Faktoren:
◆ Der »Übersäuerungsgrad« des Bindegewebes; bestimmte Nahrungsmittel hinterlassen im Körper Säuren, die die allgemeine Schmerzbereitschaft erhöhen.
   Dazu gehören vor allem Eiweiß, Fleisch, Fisch, Ei,

Käse, Soja, Hülsenfrüchte und Fette. Ausgesprochene Fleischesser weisen eine höhere Schmerzempfindlichkeit auf, Vegetarier eine niedrigere.

◆ Der *Zustand des Nervensystems:* Das Nervensystem wird durch anhaltenden Streß, Genußgifte, Schlafmangel usw. in einen höheren Erregungszustand versetzt – das erhöht die Schmerzempfindlichkeit.

◆ Die *seelische Verfassung des Menschen:* Seelische Drucksituationen (Leid, Einsamkeit, Trauer, Ärger, Kränkung) bewirken eine allgemeine Herabsetzung der Abwehrkraft des Organismus gegen Infektionen, Entzündungen und Schmerzen.

◆ Die *Aufmerksamkeit, die dem Schmerz entgegengebracht wird:* Im Normalfall ist der Organismus in der Lage, von selbst vollständig mit dem Schmerz fertig zu werden; das heißt, daß durch entsprechende Gegenmaßnahmen der schmerzerzeugende Reiz neutralisiert wird. Im menschlichen Organismus gibt es Substanzen, die schmerzerregend und solche die schmerzberuhigend wirken. Ein banaler Schmerz (z. B. eine Schnittwunde) verschwindet allmählich von selbst, weil der Organismus selbst die erwähnten Maßnahmen trifft. Ein chronischer Schmerz (z. B. wenn die Schnittwunde sich entzündet) wird durch ständig neu gebildete Schmerzsubstanzen »stimuliert«.

## Tabelle zur Schmerzanalyse

◆ ohne erkennbaren Grund,
◆ nach einem Unfall,
◆ nach einer Operation,
◆ nach einem seelischen Schock,
◆ nach längerer Autofahrt,
◆ nach übermäßiger körperlicher Belastung,
◆ nach einer opulenten Mahlzeit,
◆ in der Pubertät,
◆ nach den Wechseljahren,
◆ in der Schwangerschaft.

**Wann hat der Schmerz begonnen?**

| | |
|---|---|
| **Wo tritt er auf?** | ◆ lokal an einem Ort,<br>◆ an mehreren Orten gleichzeitig,<br>◆ diffus über größere Körperregionen verteilt. |
| **Wie ist seine Charakteristik?** | ◆ schneidend, stechend,<br>◆ dumpf,<br>◆ blitzartig,<br>◆ wandernd. |
| **Wie oft tritt er auf?** | ◆ täglich,<br>◆ wöchentlich,<br>◆ monatlich. |
| **Wann tritt er auf?** | ◆ morgens beim Aufstehen,<br>◆ vor dem Essen,<br>◆ nach dem Essen,<br>◆ gegen Abend,<br>◆ nachts beim Liegen. |
| **Wodurch wird er ausgelöst oder verschlimmert?** | ◆ Wetterwechsel,<br>◆ übermäßiger Streß,<br>◆ Menstruation,<br>◆ durch eine bestimmte Bewegung,<br>◆ durch körperliche Belastung,<br>◆ durch längeres Sitzen oder Stehen. |
| **Wie wurde er behandelt?** | ◆ Medikamente,<br>◆ physikalische Maßnahmen,<br>◆ Injektionen, Infiltrationen,<br>◆ Akupunktur,<br>◆ Neuraltherapie usw. |

Bei chronischen Schmerzen können Sie mit dieser Tabelle einen gewissen systematischen Überblick gewinnen, an Hand dessen unter Umständen auf die eigentliche Hintergrundursachen des Schmerzes geschlossen werden kann. Aus diesem Grunde ist es sehr wertvoll, sich in schriftlichen Notizen – gemäß dieser Tabelle – einen Überblick über den momentanen Ist-Zustand zu schaffen.

Auch als medizinischer Laie sollten Sie in der Lage sein,

46

Schmerzen an sich selbst zu analysieren und schwerpunktmäßig einzuordnen.

In der Folge wird eine kurze Darstellung der wichtigsten Schmerzformen mit ihren möglichen Ursachen, Begleiterscheinungen und einfachen Selbstbehandlungsvorschlägen gegeben. Bevor Sie diese Selbstanalyse beginnen, machen Sie sich ein Gesamtbild Ihres Körpers und seiner Besonderheiten. Betrachten Sie Ihren Körper im Hinblick darauf, welche Hinweise er Ihnen betreffend den Schmerzort, möglichen Querverbindungen zu entfernten Regionen und ähnliches bietet.

Ein Beispiel: Sie stehen in der Früh auf und verspüren sofort einen heftigen Schmerz in der rechten Lendenregion. Sie sind unfähig, den Rumpf zu strecken, und stehen nach rechts vorne gebückt, mit nach links verzogener Wirbelsäule da. Der Organismus zeigt mit dieser Haltung bereits die mögliche Schmerzursache im rechten Unterbauch an, da er den irritierten Bereich möglichst muskulär absichert. Wenn man also annehmen möchte, es würde sich bei der Schmerzursache um Ihren entzündeten Blinddarm (Wurmfortsatz) handeln, so würde der Körper eine nach rechts vorgebeugte Haltung einnehmen, um damit die rechte Unterbauchregion zu schützen. Diese permanente Fehlhaltung führt dann in zweiter Linie zu Fehlspannungen und Schmerzen im zugeordneten Wirbelsäulenbereich. Die Rückenschmerzen setzen manchmal weit früher ein, als die eigentliche Schmerzursache sich bemerkbar machen würde (in diesem Fall die Entzündung im Bauchraum).

## Selbstuntersuchung – Checkliste

*Farbe der Haut:* rosig = normal; blaß = Blutarmut; gelb = Leberbelastung; grau = allgemeine Vergiftung, chronische Verstopfung, Rauchen; graubraun = Nierenbelastung.    **Haut**

*Nackendehnung:* vor-, rück-, seitwärts? Uneingeschränkte Nackendehnung nach beiden Seiten? Druckschmerzstellen im Nacken und am Kopf?    **Kopf und Nacken**

47

| | |
|---|---|
| **Rücken** | *Wirbelsäule* seitlich verkrümmt? |
| | Steht das Becken schief? |
| | Sind die Schultern hochgezogen? |
| | Schmerzen im Stehen, Gehen, Liegen, Sitzen? |
| | Schmerzen beim Bücken? |
| | Schmerzen beim Tiefatmen? |
| | Schmerzen beim Niesen und Husten? |
| | Schmerzausstrahlung in Arme und Beine? |
| | |
| **Gelenke** | *Beweglichkeit* nach allen Seiten gleich? |
| | Druckschmerzstellen? |
| | Schwellungen? |
| | |
| **Arme und Beine** | *Muskelschmerzen?* |
| | *Gefühllose Stellen* (Finger, Zehen)? |
| | Kälte-Hitze-Gefühl? |
| | Kraft in beiden Händen gleich? |
| | Ist der Zehenstand möglich? |
| | Ist der Fersenstand möglich? |
| | Krampfadern, Schwellungen, einseitig – beidseitig? |
| | Verfärbungen der Haut an den Zehen? |
| | Nagelveränderungen? |
| | An Hand dieser Checkliste können Sie sich einen kurzen Überblick verschaffen, wo die Schwerpunkte Ihrer Leiden zu suchen sind. |

## Schmerzanalyse nach Körperregionen

**Der Kopfschmerz** Chronische Kopfschmerzen: Kopfschmerzen sind die häufigsten Schmerzen überhaupt. Etwa 10% der Bevölkerung sind davon betroffen. Die Behandlung des Kopfschmerzes gestaltet sich deshalb so schwierig, weil es, im Gegensatz zu den meisten anderen Körperregionen, keine einheitliche Ursache für den Kopfschmerz gibt.
Schmerzempfindliche Strukturen im Kopf sind: Die Gefäße, die Muskulatur, die Kopfnerven, die Kopfgelenke (Nacken).
Schmerzunempfindliche Strukturen sind: Das Gehirn, die Schädelknochen, die Hirnhäute.
Kopfschmerzen sind also zumeist »fortgeleitete Schmer-

zen«. Jeder Kopfschmerz hat eine Ursache und einen Anlaß. Die Ursachen liegen zumeist im Körper selbst (erbliche Vorbelastung, Gefäßverkalkung, Muskelüberspannung, Fehlhaltung der Wirbelsäule, chronische Entzündungen, Stoffwechselerkrankungen, hormonelle Störungen). Die Anlässe liegen zumeist außerhalb (Streß, Fehlernährung, Wetterumschwung, körperliche Überbelastung, eintönige Tätigkeiten, falsches Liegen, Drogen, Medikamente).

Die Schwierigkeiten, den Kopfschmerz erfolgreich zu behandeln, liegen in der Vielfalt der Schmerzursachen und Anlässe. Trotzdem kann und soll man versuchen, durch präzise, systematische Deutung der Symptome und deren Randerscheinungen, das Übel bei der Wurzel zu packen; das heißt, Schritt für Schritt die möglichen Ursachen und Anlässe zu beseitigen. Grundfalsch ist es jedoch, immer nur den Schmerz bekämpfen zu wollen (das ist heute leider die häufigste Behandlungsform), ohne auf die näheren Hintergründe einzugehen.

*Die echte Migräne*
Der Begriff Migräne besagt ganz allgemein, daß es sich um einen halbseitigen Kopfschmerz handelt. Da es aber die verschiedenartigsten Kopfschmerzen mit halbseitiger Schmerzsymptomatik gibt, muß man einen Unterschied machen zwischen der sogenannten echten Migräne und den übrigen halbseitigen Kopfschmerzen. Die echte Migräne ist insofern eine Sonderform, als daß sie mit ganz spezifischen Begleiterscheinungen verknüpft ist. Sie kündigt sich jeweils einige Stunden vorher mit charakteristischen Symptomen an: Sehstörungen, Flimmern vor den Augen, Gesichtsfeldausfälle, mitunter auch Ohrensausen, Lichtblitze vor den Augen. Diese Symptome konzentrieren sich – so wie der später auftretende Schmerz – vornehmlich um ein Auge. Mit außerordentlicher Heftigkeit setzt dann der Kopfschmerz ein, der das Auge, die Schläfe, das Ohr und schließlich die Schädeldecke bis zum Nacken erfaßt. Begleitet wird der Schmerz meist von heftiger Übelkeit und Erbrechen. Dieses Erbrechen bringt dann oft wieder eine gewisse Erleichterung. Unter Umständen wäre dies als Hinweis auf eine Mitbeteiligung des

**Die Migräne**

49

Magens zu werten. Schmerzauslösend ist jedenfalls eine extreme Verengung und nachfolgende Erweiterung der zum Gehirn führenden Arterien.

Die Weitstellung der Arterien erfolgt so rasch, daß der Organismus keine Gegenmaßnahmen mehr treffen kann. Ursachen: Sie sind bis heute nicht restlos geklärt. Fest steht, daß bei der echten Migräne ein sehr dominierender erblicher Faktor zum Tragen kommt. Eine weitere These spricht davon, daß hierbei bestimmte Erbgifte eine Rolle spielen.

**Auslöser** *Auslösende Faktoren:*
- ◆ Änderungen der Wetterlage (Föhneinbruch, Gewitter, Wetterfronten).
- ◆ Bestimmte Nahrungsmittel: Schokolade, Käse, Rotwein, Sekt, Glutamat (ein Gewürz, das vornehmlich in der chinesischen Küche Verwendung findet).
- ◆ Hormonelle Schwankungen: z. B. Menstruation, Klimakterium.
- ◆ Streßsituationen und seelische Belastungen.

Immer wieder ist die Rede davon, daß es eine »Migränepersönlichkeit« mit ganz spezifischen Charaktereigenschaften gibt. Vornehmlich ist es ein gewisser Hang zum Perfektionismus und übertriebener Ordnungsliebe, also Eigenschaften, die oft auf Widerstand bei den Mitmenschen stoßen.

Maßnahmen zur Selbsthilfe: Man muß hier zwischen Langzeit- und Akutmaßnahmen unterscheiden.

**Maßnahmen** *Langzeitmaßnahmen:*
- ◆ Für regelmäßige Verdauung sorgen.
- ◆ Regelmäßig gründliche Darmreinigung – wie bei jeder anderen Kopfschmerzform, setzt diese Maßnahme die allgemeine Schmerzbereitschaft herab (siehe dort).
- ◆ Vermeidung der oben genannten Nahrungs- und Genußmittel.

*Akutmaßnahmen:*
- ◆ Einlaufserie.
- ◆ Eisauflagen auf den Nacken und die schmerzende Schläfe.
- ◆ Hochdosierte Zufuhr von Magnesium in Kombination mit Aspirin. Das nur, wenn die gängigen Migränemittel versagen (Hausarzt fragen).

50

◆ Eventuell an eine kontrollierte Hormonzufuhr denken (»Pille«).
◆ Fußreflexzonen – Selbstbehandlung (siehe dort).

*Der Gefäßkopfschmerz*
Eine ganze Reihe von Kopfschmerzformen, darunter die echte Migräne, gehen vom Arteriensystem des Kopfes aus. Sie werden auch »vasomotorische Kopfschmerzen« genannt. Vasomotorisch bedeutet, daß es sich um eine Störung des Verstellmechanismus der Gefäße handelt. Das ist der alltägliche, banale Kopfschmerz. Er tritt halb- und beidseitig auf, ist oft hinter den Augen lokalisiert und führt – ähnlich wie die echte Migräne – häufig zu starker Übelkeit und Erbrechen.

**Der Gefäß-kopfschmerz**

*Ursachen:*
◆ Allgemeine Labilität des Gefäßsystems: Menschen, die unter diesem Kopfschmerz leiden, neigen gleichermaßen zu Blutdruckschwankungen, Schwindelzuständen, Konzentrationsstörungen und verschiedenartigen Durchblutungsstörungen.
Auslösende Faktoren: wie bei der echten Migräne.

**Ursachen**

*Maßnahmen zur Selbsthilfe:*
◆ Längerdauernde Magnesiumzufuhr: Magnesium wirkt entkrampfend auf das Gefäßsystem.
◆ Heilatmungsübungen (siehe dort). Tautreten, Selbstmassage des Kopfes, Fußreflexzonen-Selbstbehandlung (Zehen!).
◆ Schwarzer Kaffee plus Zitronensaft: In eine große Tasse mit starkem schwarzem Bohnenkaffee wird der Saft einer ganzen Zitrone gepreßt und das Ganze in kleinen Schlucken eingenommen. Das wirkt auch beim Katerkopfschmerz.
◆ Eisgekühlter Pfefferminztee: Wirkt unterstützend gegen Übelkeit und Erbrechen.

**Maßnahmen**

*Der Spannungskopfschmerz*
Die Kopfschwarte wird durch Ausläufer der Nackenmuskulatur in Spannung gehalten. Das bedeutet, daß eine übermäßige Spannung der Nackenmuskulatur auf die Schädeldecke übertragen wird. Der Spannungskopfschmerz ist zumeist im Nacken-/Hinterkopfbereich oder

**Der Spannungs-kopfschmerz**

wie ein Band um den ganzen Kopf herum lokalisiert (Stirnband-Kopfschmerz). Er tritt zumeist nach längeren einseitigen Halswirbelsäulen-Belastungen auf (Schreibmaschineschreiben, Computerarbeit, Autofahren, Schulaufgaben usw.).

**Maßnahmen**

*Maßnahmen zur Selbsthilfe:*
Der Spannungskopfschmerz spricht fast ausnahmslos nur auf mechanisch-gymnastische Behandlungsmethoden an. Um seine Ursache zu beseitigen, muß in erster Linie die Nackenmuskulatur und weniger der Kopf selbst behandelt werden.

◆ Nacken-Selbstmassage (siehe dort).
◆ Dunstthermophor in den Nacken – täglich ca. eine Stunde belassen (siehe dort).
◆ Nackendehnungsübung (siehe dort).
◆ Regelmäßige Lockerungsübungen – vor allem während und nach längeren statischen Belastungen der Halswirbelsäule.

Zur Entstehung von Spannungskopfschmerzen können bestimmte spezifische Charaktereigenschaften beitragen. Der Begriff »Halsstarrigkeit« kommt diesem Problem am nächsten. Außerdem sind es vornehmlich die zur Ängstlichkeit und Vorsicht neigenden Menschen, die diese Art von Kopfschmerzen geradezu heraufbeschwören. Sie »verstecken« den Kopf zwischen den Schultern. Es sei hier an den früher erwähnten Test erinnert: Stellen Sie sich unbekleidet vor einen Spiegel, und lassen Sie einfach die Schultern fallen – das Ausmaß der Abwärtsbewegung zeigt Ihnen in etwa den Grad Ihrer diesbezüglichen Belastung an. Die anderen Kopfschmerzformen (durch Tumore, Operationen, Entzündungen und dgl.) sollen hier unberücksichtigt bleiben, da sie in jedem Fall einer ärztlichen Behandlung bedürfen.

**Die Trigeminus-neuralgie**

*Der Gesichtsschmerz – die Trigeminusneuralgie*
Der Schmerz der Trigeminusneuralgie kann Menschen zum Selbstmord treiben. Er schießt mit grausamer Intensität in den Gesichtsbereich ein und ist außerordentlich schwierig zu behandeln.
*Ursachen:*
◆ Entzündungen im Zahn-Kiefer-Bereich

52

◆ Entzündungen im Nasen-Nebenhöhlen-Bereich
◆ »Blockierungen« in den obersten Halswirbelsäulensegmenten
◆ Oberbaucherkrankungen: Der Trigeminus-Gesichtsnerv hat seinen Ursprung in unmittelbarer Nähe des sogenannten Vagusnervs (= Eingeweidenerv). Beide entspringen im oberen Rückenmark: Der Trigeminusnerv zieht zum Gesicht, der Vagusnerv zu den Eingeweiden. So ist es wohl erklärbar, daß Reizungen oder Entzündungen im Oberbauch (z. B. Gallensteine, Magenschleimhautentzündung, Bauchspeicheldrüsenerkrankungen und dgl.) sich unter Umständen nicht am Ort der Störung selbst, sondern, gleichsam »fortgeleitet« im Gesicht bemerkbar machen. (Ähnliches gilt auch für den chronischen Schulterschmerz.)

*Auslösende Faktoren:*   **Auslöser**
◆ Banale Tätigkeiten des alltäglichen Lebens: Essen, Rasieren, Zähneputzen, Gähnen.
◆ Heiße oder kalte Speisen und Getränke, Süßwaren, scharfe Alkoholika.
◆ Kalter Luftzug auf das Gesicht, Schlag- oder Druckeinwirkung auf die betreffende Gesichtshälfte.

Die genannten auslösenden Faktoren können den Neuralgieanfall blitzartig auslösen. Ebenso blitzartig kann der Anfall aber auch aus heiterem Himmel erfolgen.

*Maßnahmen zur Selbsthilfe:*   **Maßnahmen**
◆ Die Nickübung (siehe dort).
◆ Alkoholumschläge: Man besorgt in der Apotheke 60%igen Alkohol, tränkt damit ein kleines Stückchen Stoff, legt dieses auf der Schmerzseite der Kieferwinkelgegend (vor dem Ohr) auf, bedeckt es mit Verbandmull und befestigt das Ganze mit Leukoplast. Diese Methode hilft vor allem beim akuten Anfall.
◆ Malefizöl-Einreibung: Man besorgt in der homöopathischen Apotheke das Kneippsche Malefizöl, rauht die Haut über der oberen Nackenregion und der vorher genannten Kieferwinkelgegend gründlich auf. Danach reibt man das Malefizöl ein und bedeckt das Ganze mit Verbandmull. Der entstehende Hautausschlag zieht Giftstoffe aus der Tiefe an die Oberfläche und bringt sie so zur Ausscheidung.

◆ Veranlassen Sie eine genaue Durchuntersuchung der Oberbauchorgane. Allfällige chronische Störungen (z. B. Gallensteine) sollten in solchen Fällen gezielt behandelt, also ein Gallenstein unter Umständen auch operiert werden.

◆ Genaue Durchuntersuchung der Nasen-Kiefer-Zahn-Region, und Veranlassung entsprechender Heilungsmaßnahmen.

Bei der Behandlung der Trigeminusneuralgie ist es immer wichtig, einen längeren Zeitraum zuzuwarten, ehe man die begonnene Behandlungsform wechselt, da dieser Schmerz auf jede Behandlung meist nur zögernd anspricht. Geben Sie nie auf!

**Der Nackenschmerz**

*Die Nackensteife – der »Schiefhals«*

Hatten Sie schon einmal ein »steifes Genick«? Diese sehr unangenehme Muskelstarre im Nacken wird zumeist als gottgewollt und unabänderlich hingestellt. Sie ist in Wahrheit weder das eine noch das andere.

**Ursachen**

*Ursachen:*

◆ Verreißen: Eine »falsche« Bewegung des Kopfes, und schon kann es passiert sein. In solchen Fällen wird zumeist einer der oberen Halswirbel aus seiner Normallage gedreht und in der Fehlstellung fixiert. In solchen Fällen hilft zumeist nur eine orthopädisch-chiropraktische Behandlung – im Volksmund: Man läßt sich »einrichten«.

◆ Kalter Luftzug: Klimaanlagen, geöffnete Autofenster, kalte Luft, in Verbindung mit Schwitzen.

◆ Beginnender oder unterdrückter grippaler Infekt: Die Nackensteife ist oft das erste und einzige Symptom einer Virusgrippe. Das Virus wird nicht, wie sonst üblich, über die Nasen-Rachen-Schleimhaut ausgeschieden (Entzündung = Ausscheidung), sondern es verbreitet sich über das Lymphsystem ins Gewebe. Daraus entwickeln sich die rheumaartigen Gliederschmerzen, allen voran die Nackensteife, und daraus oft ein trockener Husten, ohne Auswurf.

◆ »Kopfherde«: z. B. Zahnwurzeleiterungen, Kieferhöhlen- und Nasennebenhöhlenentzündungen, Mittelohrentzündungen können sich unter anderem auch in

54

Form einseitiger Überspannungen der Nackenmuskulatur äußern. Hier kann nur durch Sanierung des Entzündungsherdes Abhilfe geschaffen werden.

◆ Eine sehr seltene Ursache für einen spastischen Schiefhals liegt in einer bleibenden Nervenschädigung eines bestimmten inneren Hirnareals begründet. Sie äußert sich in unwillkürlichen Kopfdrehungen nach einer Seite, die später zu einer fixierten Fehlhaltung werden können. Diese Form der Nackensteife muß in jedem Fall einer neurologischen Behandlung zugeführt werden.

*Maßnahmen zur Selbsthilfe:*

**Maßnahmen**

◆ Dunstthermophor im Nacken (siehe dort): Diese Maßnahme hilft bei nahezu allen Formen der Nackensteife.

◆ Infrarot-Bestrahlungen: Man plaziert eine kleine Infrarotlampe so nahe, daß die Wärme intensiv empfunden wird (ca. 20–50 cm) und bestrahlt täglich ein bis zwei Stunden.

◆ Täglich mehrmalige intensive Durchwärmung des Nackens mit einer heißen Dusche. Während der wärmende Wasserstrahl einwirkt, sollte der Nacken systematisch nach allen Seiten bewegt werden.

Manche Menschen tragen schwer am Leben. Welche Last ruht auf Ihren Schultern? Die Schultern sind – symbolisch gesehen – für alles da, was das Schicksal uns aufbürdet. Wenn es daher Störungen in diesem Bereich gibt, sind vielfach seelische Ursachen ausschlaggebend. Das schon vorher erwähnte Schulternhochziehen und Verstecken des Kopfes zwischen den Schultern symbolisiert eine gewisse Angsthaltung – Angst vor einer aufgebürdeten Verantwortung?

**Der Schulterschmerz**

Das *Schulterschmerz-Syndrom* – wie der zugeordnete medizinische Fachausdruck lautet – ist zumeist auf der Seite der Führungshand lokalisiert (also beim Rechtshänder auf der rechten Seite). Es äußert sich in einem undeutlichen Spannungsgefühl, das in die Nackengegend, zwischen die Schulterblätter, den Brustmuskel und Oberarm ausstrahlen kann. Dazu kommt fast immer ein unangenehmes Schweregefühl.

**Ursachen**

*Ursachen:*

◆ Blockierungen im Halswirbelsäulenbereich: Die Wechselbeziehung zwischen Schulter und Nacken macht es oft schwierig, den eigentlichen Schmerzursprung zu erkennen.

◆ Schultergelenksverletzungen: Sie sind oft Ausgangspunkte einer nachfolgenden chronischen Schultersteife; vor allem dann, wenn das betreffende Gelenk zu lange ruhiggestellt war. Gerade beim Schultergelenk gilt, daß eine Mobilisation (Wiederherstellung der Beweglichkeit) sehr rasch erfolgen müßte, um eine Versteifung der das Gelenk umspannenden Muskeln und Sehnen zu verhindern.

◆ Erkrankungen der Oberbauchorgane: Das an die Oberbauchorgane anschließende Zwerchfell ist über den Zwerchfellnerv mit den mittleren Halswirbelsäulenabschnitten verbunden. Von den gleichen Abschnitten entspringen aber die Nervenbahnen, die die gesamte Schulter- und Oberarmmuskulatur versorgen. Auf diesem Wege können Reizzustände der Oberbauchorgane – jeweils seitengleich – Spannungserhöhungen der Schultergürtelmuskulatur hervorrufen. Jeder länger bestehende und schwer behandelbare Schulterschmerz sollte daher in dieser Richtung gedeutet werden. Das heißt in der Praxis: Genaue klinische Durchuntersuchung der Oberbauchorgane und ihrer Funktionen veranlassen (siehe auch Trigeminusneuralgie).

**Maßnahmen**

*Maßnahmen zur Selbsthilfe:*

◆ Die Thermophormethode (siehe dort): Man plaziert je einen Thermophor an der Vorder- und Hinterseite des Schultergelenks.

◆ Kältepackung: Vor allem nach akuten Schulterverletzungen ist diese Methode hervorragend geeignet, Schmerz und Bewegungseinschränkung hintanzuhalten (Technik siehe dort).

◆ Mobilisation unter der Brause: Ähnlich wie bei der Nackensteife gilt auch hier – bei chronischen Schulterschmerzen –, daß unter Einwirkung eines heißen Wasserstrahls das Gelenk wieder voll beweglich wird.

◆ Selbstmassage des Schultergelenks: Gerade die

Schulterregion ist einer Behandlung durch Selbstmassage, die man am besten auch mit der Behandlung der entsprechenden Fußreflexzonen kombinieren sollte, von großem Wert. Massieren Sie das Gelenk direkt mit Daumen und Fingerspitzen – auch wenn es schmerzt. Der Leitspruch »Massage soll nicht weh tun« ist längst überholt! Vergessen Sie nie, auch den Nacken mitzubehandeln.

Eine besonders schwierig zu behandelnde Komplikation ist die nach Schultergelenksverletzungen oft feststellbare Einlagerung von Kalk. Dieser Kalkrest macht sich vor allem beim Hochheben des Armes über die Horizontale bemerkbar. Hierfür muß ärztliche Hilfe in Anspruch genommen werden.

Sind Sie Tennisspieler? Dann werden Sie wohl schon irgendwann einmal mit dieser unangenehmen, sich boshaft allen Behandlungsversuchen widersetzenden Schmerzform Bekanntschaft gemacht haben. Man kann dabei eines als Faustregel annehmen: Jeder Ellbogenschmerz, der nicht auch ohne Behandlung nach wenigen Wochen von selbst verschwindet, ist auf Miturachen, die außerhalb des unmittelbaren Gelenksbereiches liegen, zurückzuführen. Es hat daher sehr wenig Sinn, einen chronischen Tennisarm immer nur am Ort des Schmerzes (zumeist die Ellbogenaußenseite) behandeln zu wollen.

**Ellbogen- schmerz – »Tennisarm«**

*Ursachen:*

**Ursachen**

◆ Starke Überstreckung des Ellbogengelenkes durch Stoß- oder Schlageinwirkung auf den Unterarm – z. B. ein schlechtgeführter Schlag beim Tennisspielen.
◆ Funktionsstörung der unteren Halswirbelsäule. Es handelt sich dabei um eine typische Folgeerscheinung einer oft jahrelang fortdauernden einseitigen Nacken-Schulter-Verspannung. Die meisten Berufe unserer Zeit werden im Sitzen ausgeführt, wobei der Kopf typischerweise immer in leichter Vorlage gehalten werden muß. Die Nackenmuskulatur muß daher, um ein Vorfallen des Kopfes zu verhindern, permanent in einem erhöhten Spannungszustand verbleiben. Dadurch gerät der Übergangsbereich zwischen Halswir-

bel- und Brustwirbelsäule unter Druck. Der davon wegführende Nervenstrang wird an seiner Austrittsstelle mechanisch gereizt und überträgt diesen Reiz auf seinen Versorgungsbereich – Ellbogen und Hand. Ein einfacher Test, um eine Blockierung im unteren Halswirbelsäulenbereich zu erkennen, besteht darin, daß man die Druckempfindlichkeit des unteren Halswirbel-Dornfortsatzes überprüft. Dies geschieht sehr einfach dadurch, daß man den betreffenden Dornfortsatz (er ragt am weitesten hervor) kräftig von der Seite her drückt, oder dies von einer anderen Person durchführen läßt. Das entstehende Schmerzsignal setzt sich dann oft bis in den Ellbogen und die Hand fort, wodurch der erforderliche Beweis erbracht ist.

**Maßnahmen**

*Maßnahmen zur Selbsthilfe:*

◆ Kräftige Selbstmassage der unteren Nackenpartien und des Ellbogens. Es müssen immer beide Bereiche behandelt werden!

◆ Kohlblattauflagen um den Ellbogen (Technik siehe dort).

◆ Malefizöleinreibung am Gelenk (Technik siehe dort).

◆ Die Nackendehnung (Technik siehe dort).

◆ Topfenwickel um das Gelenk: Vor allem bei frischen Gelenksschmerzen mit Schwellungen im Gelenksbereich wiederholt anwenden.

◆ Heilerde-Umschläge: Es gilt das gleiche wie für den Topfenwickel (siehe dort).

◆ Zur Beachtung: Den akuten Tennisarm sofort behandeln und nicht zu lange ruhigstellen (7–10 Tage). Dann vorsichtig weiterspielen. Jeder Tennisarm ist heilbar! Auch ohne Operation.

**Der obere Brustschmerz – die Pseudoangina**

Atmen Sie einmal tief ein, und halten Sie die Luft an. Haben Sie das Gefühl, wirklich leicht und locker durchatmen zu können? Wenn dies nicht der Fall ist, so ist anzunehmen, daß an Ihrer Brustwirbelsäule etwas nicht in Ordnung ist. Vor allem die Region zwischen den Schulterblättern kann man ruhig als einen »Wetterwinkel« der Wirbelsäule bezeichnen. Zwischen viertem und sechstem Brustwirbel befindet sich ein »schwacher Punkt« der Brustwirbelsäule, weil genau dort die tiefe

58

Nackenmuskulatur ansetzt. Das bedeutet, daß bei jeder Funktionsstörung der Halswirbelsäule die damit verbundene Spannung der Nackenmuskulatur bis in diese Zone hinunter wirkt. Sie spüren das unter Umständen, wenn Sie den Kopf, so weit es geht, nach einer Seite drehen. Es wird dann zwischen den Schulterblättern ein Spannungsgefühl oder ein Schmerz entstehen. Eine weitere Besonderheit dieser Region besteht darin, daß die sogenannten Herznerven von dort entspringen und zum Herzen führen (Herz-Sympathikus).

Bei einer Irritation dieser Nervenfasern kann es zu Störungen der Erregungsleitung im Herzmuskel kommen. Das Resultat: Herzrhythmusstörungen, Herzschmerzen. Da diese Schmerzen denen der echten Angina pectoris (= Verkrampfung und Verengung der Herzkranzgefäße) sehr ähnlich sind, bezeichnet man sie als »Pseudo-Angina«. Es ist sehr einfach, die Pseudo-Angina von der echten Angina pectoris zu unterscheiden: Im Schmerzanfall setzt man den Organismus einer kurzen Belastung aus (z. B. mehrere Stockwerke hinauflaufen); läßt der Schmerz nach, ist es die Pseudo-Angina, wird er stärker, sollte man den Hausarzt aufsuchen. Sehr oft kommt es vor, daß der einzig spürbare Schmerz vorne, hinter dem Brustbein oder in der Herzgegend sitzt, wobei die eigentliche Schmerzursache zwischen den Schulterblättern zu suchen ist.

*Ursachen:*                                                    **Ursachen**

◆ Tätigkeiten, die über einen längeren Zeitraum mit leicht erhobenen Armen durchgeführt werden müssen – z. B. Schreibmaschineschreiben, Autofahren.

◆ Blockierungen im oberen Halswirbelsäulenabschnitt.

◆ Ein zu enger Büstenhalter: Vor allem bei großen, schweren Brüsten, kann ein eng geschlossener Büstenhalter durch die ständige Druckwirkung auf diese Region Schmerzen hervorrufen.

*Maßnahmen zur Selbsthilfe:*                          **Maßnahmen**

◆ Die Tennisballmethode (siehe dort). Sie zählt zu den weitaus wirksamsten Selbsthilfemaßnahmen, da gerade im Brustwirbelsäulenbereich die Druckeinwirkung durch den Tennisball besonders gezielt erfolgen kann.

◆ Aufhängen an den Händen: Lassen Sie sich mehrmals

täglich an den Händen richtig durchhängen. Die Erleichterung wird sehr deutlich spürbar sein.

◆ Die Nackendehnungsübung (siehe dort): Sie sollte zusätzlich zu jeder Selbstbehandlung des Brustwirbelsäulenbereiches durchgeführt werden.

◆ Spezielle Brustwirbelsäulen-Gymnastik: Machen Sie mehrmals täglich abwechselnd den Rücken rund (»Katzenbuckel«), und danach biegen Sie sich, so weit es geht, nach hinten durch. Bedenken Sie, daß die Brustwirbelsäule der unbeweglichste Abschnitt der gesamten Wirbelsäule ist.

**Der untere Brustschmerz**  Wer einmal eine Gallenkolik durchlitten hat, weiß ein Lied davon zu singen. Es handelt sich um einen Schmerz, der am rechten unteren Brustkorbrand dumpf, bohrend und tief im Rücken sitzt. Er hat ebenso einen Organbezug wie der vorher besprochene Pseudo-Angina-Schmerz.

Die rechte Seite steht in Beziehung zu Leber, Gallenblase, aufsteigendem Dickdarm und rechter Niere.

Die linke Seite steht in Beziehung zur Bauchspeicheldrüse, Milz, absteigendem Darm und linker Niere.

Die nervlichen Querverbindungen zwischen diesen Organen und der Wirbelsäule führen dazu, daß sowohl ein gestörtes Organ auf die Funktion der Wirbelsäule einwirkt als auch umgekehrt ein blockierter Wirbelsäulenabschnitt in diesem Bereich die zugeordneten Organe belasten kann. Oft genug kommt es vor, daß etwa eine chronische Bauchspeicheldrüsenentzündung sich lange Zeit nur in Form des genannten dumpfen Rückenschmerzes bemerkbar macht. Auch hier gilt daher – ähnlich wie beim Schultersyndrom – die Faustregel: Ein unterhalb der Schulterblätter lokalisierter chronischer Rückenschmerz sollte zu einer genauen Durchuntersuchung der Oberbauchorgane Anlaß geben.

**Maßnahmen**  *Maßnahmen zur Selbsthilfe:*

◆ Die Tennisballmethode (siehe dort).

◆ Selbstmassage mit der Faust: Greifen Sie mit Ihrer geballten Faust hinter sich, und setzen Sie Ihre Fingerknöchel dort an, wo es am meisten weh tut. Danach legen Sie sich, ohne die Position der Faust zu verän-

dern, auf den Rücken. Verbleiben Sie so lange in dieser Lage, bis Sie ein Nachlassen des Schmerzes bemerken. Sie werden hinterher sofort ein warmes, freies Gefühl in dieser Region empfinden.
◆ Kohlblattauflagen (siehe dort).

Ein Siebzigjähriger mit gebeugtem Rücken, der über ständige Rückenschmerzen klagt, ist gewissermaßen ein Abbild dieses Leidens. Die altersbedingte Entkalkung der Knochen führt im Brustwirbelbereich zu einer allmählichen, keilförmigen – nach vorne zugespitzten – Verformung der Wirbelkörper. Dadurch kommt eine ständig zunehmende Verkrümmung der Brustwirbelsäule zustande. Die damit verbundenen disharmonischen Muskelspannungen rufen dann den begleitenden Schmerz hervor.
Kann man eine Osteoporose rückgängig machen? Man kann sehr wohl! Man muß nur mit etwa einem Jahr Behandlung, das heißt Selbstbehandlung, rechnen.
*Maßnahmen zur Selbsthilfe:*
Hier gilt der Grundsatz: Vorsicht vor Manipulationen! Die Behandlung erfolgt vornehmlich auf diätetischem Gebiet:
*Ernährungsumstellung* auf basische Kost: Sie wissen, daß es unter unseren Nahrungsmitteln sogenannte Säurebildner und sogenannte Basenbildner gibt.
Säurebildner sind: Fleisch, Fisch, Ei, Käse, Innereien, Soja, Hülsenfrüchte, Zucker, Süßigkeiten, Weißmehl, sämtliche Fette.
Basenbildner sind: Milch, Michprodukte (außer Käse), Gemüse, Obst, Vollkornprodukte, Kartoffel, Vollreis, Hirse, Polenta, Buchweizen.
Der Osteoporose-Kranke leidet unter einer ausgeprägten Übersäuerung seines Körpers. Es müssen daher im Laufe mehrerer Monate die Säurebildner durch Basenbildner ersetzt werden, um eine »Umstimmung« des Milieus zu erreichen. Der Kalk als ein Haupt-Basenstoff kann daher wieder verstärkt in die Knochen eingeleitet werden. Diese Ernährungsumstellung muß konsequent über viele Monate durchgehalten werden!
*Natürliche Kalkzufuhr:* Da die für die Behandlung der Osteoporose erforderlichen Kalkmengen relativ groß

**Der Osteoporose-Schmerz**

**Maßnahmen**

61

sind, sollte man vor allem in der Anfangszeit dem Organismus verstärkt Kalk in natürlicher Form zuführen.
Dafür eignen sich zwei Methoden vorzüglich:
◆ Geriebene Eierschalen: Sammeln Sie bei Freunden und Verwandten alle verfügbaren Eierschalen, reiben Sie diese in einer Kaffeemühle zu Pulver und nehmen Sie täglich einen gehäuften Teelöffel davon ein.
◆ Gelatine: Diese für verschiedene Speisen verwendete Substanz ist in Form kleiner Blättchen im Handel. Nehmen Sie täglich eine gewisse Menge ein – lösen Sie die Blättchen vorher im Wasser auf.
◆ Natriumfluorid-Tabletten: Hausarzt fragen!

**Die Zwischen-rippen-Neuralgie**

Im Bereich des Brustkorbes tritt dann und wann ein Schmerzphänomen zutage, das sich in seinem Verlauf genau an den Zwischenrippenbereichen orientiert. Es handelt sich dabei um eine Irritation eines Zwischenrippennervs. Auch hier befindet sich die eigentliche Störstelle im Rücken. Der daraus resultierende Schmerz ist subjektiv oft nur an der Vorderseite des Brustkorbes spürbar. Lediglich der Folgeschmerz nach einer Gürtelrose, der sehr hartnäckigen »Zoster-Neuralgie«, zeigt sich am gesamten Verlauf der befallenen Nerven.
Die Zoster-Neuralgie gehört – ähnlich wie die Trigeminus-Neuralgie – zu den schmerzhaftesten und am schwersten zu beeinflussenden Erkrankungen des Nervensystems.

**Ursachen**

*Ursachen:*
◆ Blockierungen einzelner Brustwirbelabschnitte
◆ Virusinfektion, im Rahmen einer Gürtelrose: In den allermeisten Fällen ist der befallene Bereich durch einen Bläschenausschlag und nachfolgend zurückgebliebene braune Pigmentflecken erkennbar.

**Maßnahmen**

*Maßnahmen zur Selbsthilfe:*
◆ Die Tennisballmethode (siehe dort).
◆ Nachbehandlung der Zoster-Neuralgie: Sie muß unbedingt in die Hände eines Arztes (Akupunktur, Neuraltherapie).

**Der Bauchschmerz**

Organstörungen im Bauchraum treten charakteristischerweise immer erst sehr spät als Schmerzen in Erscheinung.

Vorläufer des Schmerzes sind Völlegefühl, Blähungen, Luftaufstoßen, Sodbrennen, Verstopfung, Durchfall, Übelkeit, Erbrechen und vieles andere mehr. Bauchschmerzen sind zumeist von Koliken (Krampfzuständen) der Eingeweidemuskulatur begleitet.

Jeder Bauchschmerz ist – ohne Ausnahme – einer ärztlichen Kontrolle zuzuführen! Die richtige Diagnose von Bauchschmerzen gehört zu den schwierigsten Aufgaben des Arztes.

Trotzdem soll hier ein kurzer Überblick über die wichtigsten Bauchschmerzformen – entsprechend den Körperregionen – gegeben werden.

*1. Rechter Oberbauch*

*Gallenblasenreizung:* Bedingt durch einen mechanischen Reiz (Gallensteine) oder eine Entzündung, schwillt die Gallenblasenschleimhaut an und verzögert den Abfluß der Gallensäfte. Es kommt zu einem Rückstau der Gallenflüssigkeit in das Blut, was sich in fortgeschrittenem Stadium an einer leichten Gelbfärbung der Haut und früher noch der Augen-Lederhaut (das Weiße der Augen) bemerkbar macht. Eine latente Gallenstauung zeigt sich in einem gelblichen Zungenbelag.

*Dickdarmerkrankungen:* Der rechte Oberbauch beherbergt die sogenannte »rechte Flexur« des Dickdarmes (der Dickdarm beginnt im rechten Oberbauch mit dem Blinddarm, geht dann über in den aufsteigenden Ast, die rechte Flexur, den Querdarm, die linke Flexur, den absteigenden Teil, die Sigmaschlinge und schließlich in den Enddarm). Eine chronische Dickdarmreizung kann auch als Oberbauchschmerz empfunden werden. Sie tritt vornehmlich in den frühen Morgenstunden, wo eine verstärkte Füllung des Dickdarmes mit Stuhlmassen den bestehenden Reizzustand verstärken kann, auf. Nach erfolgtem Stuhlgang lassen die Schmerzen prompt nach.

*Lebererkrankungen:* Schmerzen in der Lebergegend (rechter Rippenbogen außen) können ein Hinweis auf eine ernste Erkrankung sein. Sie strahlen zumeist diffus in den Rücken und die Bauchvorderseite aus und werden durch tiefe Atemzüge verstärkt. Sie sollten in so einem Fall unbedingt einen Arzt zu Rate ziehen!

**Rechter**
**Oberbauch**

63

**Oberbauch-**
**mitte**

*2. Oberbauchmitte*
*Magenerkrankungen:* Schmerzen im mittleren Oberbauch sind sehr oft Anzeichen für eine Magenschleimhautentzündung oder ein Magengeschwür. Sie sind zumeist kombiniert mit Übelkeit, Erbrechen, Völlegefühl
und saurem Aufstoßen. Magenschmerzen werden mei-
stens im nüchternen Zustand stärker, nach dem Essen
schwächer empfunden.
Ein einfacher Test besteht darin, bei akuten Oberbauchschmerzen ein Glas warmes Wasser zu trinken. Geht der
Schmerz zurück, so handelt es sich mit ziemlicher Sicherheit um den Magen. Bleibt der Schmerz unverän-
dert, so dürfte der querliegende Dickdarm als Ursache in
Frage kommen.
*Zwerchfellbruch:* Dieser verläuft in den allermeisten Fällen symptomlos. Ein dadurch bedingter Magenschmerz
ist zumeist von hartnäckigem Sodbrennen begleitet.
Außerdem ist es fast immer möglich, den Schmerz durch
längeres Tiefatmen zum Verschwinden zu bringen.
*Weitere Maßnahmen:* Bauch-Selbstmassage (siehe dort).

**Linker**
**Oberbauch**

*3. Linker Oberbauch*
*Bauchspeicheldrüsenerkrankungen:* Die akute Bauchspeicheldrüsenentzündung äußert sich durch heftige
Schmerzen, Erbrechen, hohes Fieber, Kollaps und – als
besondere Gefahr – den Kreislaufschock. Sie entsteht
durch Verstopfung der Ausführungsgänge (z. B. durch
kleine Gallensteine) und den Rückstau des Sekrets in das
Organ. Da das Bauchspeicheldrüsensekret aber sogenannte Eiweiß-Fett-spaltende Enzyme enthält, verdaut
sich das Organ selbst, das heißt, die zurückgestauten
Enzyme wirken zerstörerisch auf die Drüsenzellen. Im
Falle einer akuten Bauchspeicheldrüsenentzündung ist
*rascheste Klinikeinweisung* erforderlich.
*Chronische Bauchspeicheldrüsenentzündung:* Sie äußert
sich in diffusen Bauchschmerzen, verbunden mit Blähungen, Unverträglichkeit von Fett und Darmträgheit.
Häufigste Ursache ist heutzutage der Mißbrauch von
Alkohol: Durch starke Alkoholika (Schnäpse etc.) werden
die Bauchspeicheldrüsengänge angegriffen und entzündlich gereizt. Die nachfolgende Kalkeinlagerung (sie bil-

64

det sich nahezu bei jeder Entzündung im Organismus), bewirkt in diesem Fall wieder einen Rückstau des Bauchspeicheldrüsensekrets, mit den oben beschriebenen Folgen für die Drüsenzellen.

*Dickdarmerkrankungen:* Der linke Oberbauchschmerz ist oft Begleiterscheinung einer langjährigen Darmträgheit. Der letzte Dickdarmabschnitt – von der linken Flexur abwärts – wird durch im abgelagerten Stuhl enthaltene Reizstoffe entzündlich irritiert. Von Zeit zu Zeit reagiert der Dickdarm auf diesen Dauerreiz mit heftigen Entleerungsversuchen. Die damit verbundenen kolikartigen Bauchschmerzen, betreffen fast ausschließlich die linke Bauchseite. Als zusätzliche Komplikation dieses langjährigen Reizzustandes kommt es zur Ausbildung von sogenannten »Divertikeln« – das sind Ausbuchtungen der Dickdarmschleimhaut, die man gewissermaßen als kleine Schleimhautnarben ansehen kann.

*Erkrankungen der Milz:* Die Milz befindet sich gegenüber der Leber hinter dem linken Rippenbogen. Da Milz- und Leberkreislauf aneinandergekoppelt sind, werden etwa auch Stauungen im Leberkreislauf auf die Milz fortgeleitet. Sie schwillt an und erzeugt dumpfe Druckschmerzen im linken Oberbauch.

*Der Zwerchfellhochstand*
**Zwerchfellhochstand**

Das Zwerchfell schließt die Oberbauchorgane gegen die Brustorgane hin ab. Dies führt dazu, daß Schmerzzustände im Oberbauch eine Blockierung, eine Ruhigstellung des Zwerchfells bewirken. Dadurch wird die Atembewegung behindert, und man hat das Gefühl, nicht richtig durchatmen zu können. Es kommt zum sogenannten »Zwerchfellhochstand«, der wiederum eine Querstellung des Herzens mit sich bringt. Das Herz ist in seiner Bewegungsfreiheit eingeschränkt und beantwortet dies mit einer Reihe von Warnsignalen. Diese können darin gipfeln, daß ähnliche Symptome wie bei einem Herzinfarkt auftreten. Zum Beispiel erwacht der Betreffende schweißgebadet und in Todesangst. Das Herz schlägt wie rasend, das Durchatmen ist erschwert, manchmal gesellt sich ein stärker werdender Herzschmerz dazu. Verursacht werden diese Phänomene durch eine im Ma-

65

gen gebildete übergroße Gasblase, die auf der linken Seite hochsteigt und das Herz akut nach der linken Seite hin verdrängt. Obwohl dieses Phänomen harmlos ist, kann es durch die Heftigkeit des Auftretens zu echten Angstzuständen Anlaß geben. Verhindern kann man diese Störung dadurch, daß man das Abendessen auf ein absolutes Minimum einschränkt, wobei insbesondere blähende, schwerverdauliche Nahrungsmittel gemieden werden sollten (Kraut, Kohl, Vollkornbrot, Rohkost usw.).

**Rechter Unterbauch**

### 4. Rechter Unterbauch

*Blinddarmentzündung:* Korrekt gesprochen handelt es sich um eine Entzündung des Wurmfortsatzes (Appendix), die sich in heftigen Unterbauchschmerzen, verbunden mit Fieber und Erbrechen, bemerkbar machen kann. Gerade die Blinddarmentzündung wird in vielen Fällen mißgedeutet, da die damit verbundenen Schmerzen in fast alle Bauchregionen ausstrahlen. Die chronische Blinddarmentzündung ist durch rechtsseitige dumpfe Unterbauchschmerzen spürbar.
Weitere Möglichkeiten: Eierstockerkrankungen, Leistenbruch, Entzündung der Leistenlymphdrüsen, Nieren-Harnleiter-Erkrankungen (Nierensand, Nierensteine), Beckenvenenthrombose.

**Linker Unterbauch**

### 5. Linker Unterbauch

*Dickdarmdivertikulose:* Wie schon vorher erwähnt, gibt es im unteren Dickdarmabschnitt häufig Darmdivertikel. Dies äußert sich oft in kolikartigen Unterbauchschmerzen, manchmal in Verbindung mit leichtem Fieber und Durchfällen. Auch Mastdarmerkrankungen können sich in dumpfen Schmerzen im linken Unterbauch bemerkbar machen (vor allem beim Sitzen).
Weitere Möglichkeiten: Siehe rechter Unterbauch.

**Unterbauchmitte**

### 6. Unterbauchmitte

*Blasenstörungen:* Das Phänomen »Reizblase« äußert sich darin, daß die Blase unter heftigem und häufigem Harndrang immer nur geringe Mengen Harn absetzt. Die häufigsten Ursachen dafür sind:
◆ Eine allgemeine »Übersäuerung« des Bindegewebes –

66

daraus entsteht eine »Alkalisierung« des Harnes, durch welche wiederum der Vermehrung bestimmter Bakterien und anderer Krankheitserreger Vorschub geleistet wird. Näheres dazu siehe in dem Kapitel »Ernährung im Säure-Basen Gleichgewicht«.

◆ Bei der Frau: Eingeweidesenkung und Vergrößerung der Gebärmutter (Uterusmyom).

◆ Beim Mann: Vergrößerung der Vorsteherdrüse (Prostatahyperplasie).

**Gebärmutter**

*Gebärmuttererkrankungen:* In unserer Zeit ist es am häufigsten das Gebärmuttermyom, das den Druck der Eingeweide auf die Blase noch verstärkt. Das Gebärmuttermyom verursacht von sich aus in der Regel keinerlei Schmerzen. Es ist eine gutartige Geschwulst, bestehend aus Muskelgewebe, also im wesentlichen aus Eiweiß. Eine der modernsten Deutungen über die Entstehung des Gebärmuttermyoms besagt, daß dabei der Uterus als Eiweißspeicher dient. Überschüssiges, vom Organismus nicht verwertetes Eiweiß wird in die Gebärmutter eingelagert (beim Mann in die Prostata).

**Maßnahmen**

*Maßnahmen zur Selbsthilfe:* Wegfasten der überschüssigen Eiweißansammlungen: Durch mehrmonatiges Eiweißfasten verbraucht der Organismus die vorhandenen Eiweißüberschüsse, wodurch die Geschwulst allmählich kleiner wird. Praxis: Weglassen von Fleisch, Fisch, Innereien, Topfen, Käse, Soja, Hülsenfrüchten, Nüssen durch mindestens drei Monate. Ernähren Sie sich vor allem mit Gemüse, Obst, Buttermilch, saurer Milch, Joghurt, Kartoffeln, Vollreis, Vollwertgetreide und viel Flüssigkeit. Es hört sich wohl im ersten Augenblick etwas befremdlich an, hat aber insofern seinen Wert, da es unter Umständen eine Operation ersparen kann. Das gleiche gilt für den Mann bei Prostatavergrößerung.

**Mastdarm**

*Mastdarmerkrankungen:* Mastdarm und Aftergegend sind insofern an der Entstehung von Unterbauchschmerzen beteiligt, als hier – im Beckenboden – große Venengeflechte eingelagert sind, die gewissermaßen als Blutreservoir dienen. Bei einer Senkung der Eingeweide wird der Venenabfluß nach oben hin etwas verlangsamt – der Druck des Blutes nach unten wird stärker. Das führt

letztlich zu den sehr lästigen Hämorrhoiden, zu Druck-
gefühlen im Mastdarmbereich und zu Stuhlverstopfung.

**Nabelregion**   *7. Nabelregion:*
Schmerzzustände rund um den Nabel sind fast immer
auf eine chronische Dünndarmentzündung zurückzuführen. Diese wiederum ist eine Folge einer gestörten
Magenverdauung, also einer Unter- oder Übersäuerung
des Magens. Die Behandlung ist daher von dieser ganz-
heitlichen Sicht her zu gestalten.
Maßnahmen zur Selbsthilfe bei Bauchschmerzen:
Bauchschmerzen sind – ich weise noch einmal darauf
hin – Anlaß, unbedingt einen Arzt aufzusuchen. Wenn
dieser jede mögliche Ursache mit gefährlichem Hinter-
grund ausgeschlossen hat, können Sie einfache Selbstbe-
handlungsversuche starten.
◆ Die *Fastenkur:* Sie ist die unverzichtbare Basisbehandlung für jegliche Magen-Darm-Erkrankung. Fasten reinigt den Darm von Schlacken und alten Rückständen.
Erfahrungsgemäß sollten Sie die Zeit für die Anfang-
skur mit etwa fünf bis sechs Wochen bemessen, wobei
Sie ca. drei Wochen für die Aufbauphase vorsehen
sollten. Zur Erhaltung des Erfolges seien Sie auf die
konsequente Beachtung der fünf Regeln für eine gesunde Ernährungsweise verwiesen! In schweren Fällen
muß man mit mindestens drei bis vier konsequent
durchgeführten Fastenkuren rechnen, ehe sich ein
dauerhafter Erfolg einstellt (siehe dort).
◆ Die *wöchentliche Darmreinigung* und der *wöchentliche Fasttag:* Beide Maßnahmen sind auf Dauer geeignet, eine stabile Gesundheit und ordnungsgemäße
Funktionen der Verdauungsorgane herzustellen (siehe
dort).

**Der**   Kreuzschmerzen zählen, nach dem Kopfschmerz, zu den
**Kreuzschmerz**   häufigsten Schmerzformen überhaupt. Das hat seinen
Grund darin, daß die Lendenwirbelsäule – neben ihren
Funktionen, den Oberkörper zu beugen, drehen und zu
strecken – auch noch permanent die Last des Rumpfes zu
tragen hat.
Die Lendenwirbelsäule ist ein perfektes »hydraulisches

System«, welches die Last des Rumpfes mit Hilfe der Bandscheiben elastisch auspendelt. Die Bandscheibe besteht aus einem äußeren Faserring und – darin eingebettet – einem inneren Gallertkern; dieser Gallertkern wirkt gleichsam wie ein hydraulischer Stoßdämpfer und ist imstande, große Gewichtsbelastungen zu tragen. Wenn die Belastung von der Seite her einwirkt – z. B. beim Heben von Lasten in gebückter Haltung –, so wird der Gallertkern seitlich nach hinten gedrückt. Wenn die Belastung übergroß wird und wenn noch dazu der Bänderapparat der Lendenwirbelsäule vorgeschädigt ist, so kann es zu einem Austritt des Gallertkernes nach hinten kommen! Resultat: *Bandscheibenvorfall!* Die Gallertmasse drückt dann auf die aus dem Rückenmark austretenden Nervenbahnen (Nervenwurzeln) und schädigt sie mitunter irreversibel. Schmerzen, Gefühllosigkeit und Lähmungen in dem diesen Nervenbahnen zugeordneten Versorgungsbereich (zumeist Unterschenkel und Fuß), können die Folge sein. Zum Glück ist der echte Bandscheibenvorfall relativ selten. Wesentlich häufiger sind es Irritationen der Wirbelgelenke in Verbindung mit akuten Überspannungen der Lendenmuskulatur, die zumeist an der Entstehung von Schmerzen hauptbeteiligt sind.

Der »Hexenschuß«, also der akute Kreuzschmerz durch Verreißen, entsteht meist – ähnlich wie eine Sportverletzung – durch Zerrung oder Überdehnung der kurzen wirbelsäulennahen Bänder und Muskeln. **Der »Hexenschuß«**

*Der akute Kreuzschmerz*
Er ist an bestimmte Vorbedingungen geknüpft: **Der akute Kreuzschmerz**
- Anlagebedingte Schwäche des Bänder-Muskel-Apparates.
- Elastizitätsverlust der Lendenmuskulatur durch einseitige Überlastung.
- Irritation der Lendenwirbelabschnitte durch die Bauchorgane: Eine chronische Entzündung wird über bestimmte nervliche Reflexbahnen auf den Lendenwirbelbereich übertragen und führt dort zu einer erhöhten Grundspannung (Grundtonus) der Muskulatur. Diese erhöhte Muskelspannung bewirkt ihrerseits wie-

**Ursachen**

der eine Einschränkung der Beweglichkeit der einzelnen Lendenwirbelabschnitte und damit eine erhöhte Bereitschaft zum Hexenschuß.

◆ Entzündungsherde im Kopf: Modernste Erkenntnisse der »Herdforschung« besagen, daß chronische Entzündungsherde (eitrige Mandeln, Zahnwurzelgranulome und dgl.) zu einer erhöhten Labilität der unteren Lendenwirbelabschnitte führen können. Über die entlang des Rückenmarkes angeordneten Lymphbahnen, sinken Entzündungsstoffe aus dem Kopfbereich ab und sammeln sich (sedimentieren) in den unteren Lendenwirbelabschnitten. Dort bewirken sie ihrerseits eine entzündliche Reizung, die dann zu der erwähnten Labilität führen kann.

◆ Eingeweidesenkung: Die schon früher erwähnte Bindegewebsschwäche bringt im Laufe des Lebens ein Absinken der Bauchorgane in das kleine Becken mit sich (gilt vor allem für Frauen). Das ergibt eine generelle Fehlstellung des Beckenknochens und der unteren Wirbelsäulenabschnitte. Die Anfälligkeit für akute Kreuzschmerzen wird dadurch erhöht.

◆ Blockierung von Wirbelgelenken: Durch fortgesetzte einseitige Überbelastungen der Lendenregion (z. B. sitzende Tätigkeit, Autofahren, zu weiche Matratze, schwere körperliche Arbeiten usw., kann es zu einer Blockierung, das heißt Unbeweglichkeit der kleinen Wirbelgelenke, kommen. Da diese Gelenke für das Bewegungsspiel der Wirbel untereinander zuständig sind, führt eine Blockierung zu einer Unbeweglichkeit ganzer Wirbelsäulenabschnitte. Der damit verbundene Elastizitätsverlust stellt wiederum eine Vorbedingung für die Entstehung der Kreuzschmerzen dar.

**»Ischias«**

◆ Der Begriff »Ischias« sagt aus, daß eine Schmerzausstrahlung in eines oder in beide Beine erfolgt. Tatsächlich ist aber der Ischiasnerv selbst nur etwa bei 10% aller Kreuzschmerzformen beteiligt. Vor allem dann, wenn eine Bandscheibenverlagerung (Vorwölbung oder Vorfall) bzw. eine Nervenwurzelreizung vorliegt. Alle anderen Ausstrahlungsphänomene beruhen zumeist auf einer Übertragung von Fehlspannungen entlang bestimmter Muskelketten im Bein.

70

*Auslösende Faktoren:*
- Verkühlen, ein kalter Luftzug am Kreuz.
- Das Heben von schweren Lasten in gebückter Haltung – das berühmte »Überheben« – beruht darauf, daß – wie schon früher erwähnt – ein Halteband, Muskelabschnitt oder das Bandscheibengewebe selbst mechanisch irritiert wird.

Der daraus resultierende Schmerz ist ähnlich zu betrachten und zu behandeln wie eine Sportverletzung.

*Maßnahmen zur Selbsthilfe:*
- Dunstthermophor auf die Schmerzregion (siehe dort).
- Kältepackung (siehe dort).
- Pendelliege: Das Aushängen des Rückens an den Beinen bringt besonders der Lendenregion eine spürbare Entlastung, da die einzelnen Lendenwirbelabschnitte durch das eigene Körpergewicht vorsichtig gedehnt werden. Die Durchführungsdauer ist individuell sehr verschieden. Anfangs sollten zwei bis drei Minuten nicht überschritten werden. Allerdings kann man später die Hängezeit auf zehn Minuten und mehr ausdehnen. Außerdem achten Sie bitte darauf, daß Sie die jeweilige Zeit, die Sie hängend verbracht haben, vor dem Aufstehen in der Horizontalen verbleiben. Also z. B. fünf Minuten hängen – fünf Minuten liegen; dann erst aufstehen. Zu Anfang der Selbstbehandlungsserie kann es zu einer Verstärkung der ursprünglichen Beschwerden kommen, da der Bänderapparat auf die ungewohnte, umgekehrte Belastung nicht eingestellt ist.
- Spezielle Lendenwirbelsäulengymnastik (siehe dort).
- Die Tennisballmethode (siehe dort).

*Schwangerschafts-Kreuzschmerz:* Er tritt charakteristischerweise zumeist einseitig auf und ist mit einseitigen Ausstrahlungen in das Bein verbunden. Daraus resultiert der Ausdruck: »Das Kind liegt auf dem Ischias.« In Wahrheit handelt es sich bei dieser Kreuzschmerzform um eine sogenannte *Kreuzdarmbeingelenks-Blockierung.* Das Kreuzdarmbeingelenk stellt eine Verbindung zwischen Kreuz und Beckenknochen dar. Mit Fortdauer der Schwangerschaft drückt das Gewicht des Kindes von innen her schräg gegen das Kreuzbein und führt damit zur Blockierung des Gelenkes.

**Auslöser**

**Maßnahmen**

**Der Schwangerschafts-Kreuzschmerz**

Hierbei sind lediglich die einfachen Selbstbehandlungs-methoden zu empfehlen (Selbstmassage, Tennisballme-thode, Dunstthermophor, Kältepackung). Bei Fortdauer der Beschwerden ist unbedingt ein Arzt beizuziehen.

Beachten Sie auch noch folgende Faktoren:

Fehlstellungen der Wirbelsäule – zu weiche Matratze; Beckenschiefstand; Senkfüße; Verschleißerscheinungen an den Knie- und Hüftgelenken (Arthrosen); Wirbelsäu-lenverkrümmungen (»Skoliose«) und natürlich auch das Übergewicht.

In allen diesen Fällen – bis auf den letzten – sind vor allem muskuläre Fehlspannungen für die begleitenden Beschwerden verantwortlich. Die Behandlung muß sich nach der jeweiligen Ursache richten. Es ist daher in diesen Fällen ohne ärztliche Hilfe kaum auszukom-men.

Unbedingt Arzt holen bei:

Kribbeln im Bein, Taubheit der Zehen, Muskelschwäche im Bein, die Unfähigkeit, auf den Zehen oder Fersen aufzutreten, extremes Kältegefühl im Bein.

Es ist ein Kreuz mit dem Kreuz . . .

**Hüft-, Knie-
und Knöchel-
schmerzen**

*Hüft-, Knie- und Knöchelschmerzen*

Das *Hüftgelenk* ist das tragende Gelenk für den Rumpf und deshalb besonderen Belastungen ausgesetzt. Bei je-dem Sprung wirken kurzfristig mehrere hundert Kilo Ge-wicht auf die Hüftkugel ein. Es ist daher nicht weiter verwunderlich, daß gerade dieses Gelenk besonders häufig zur Degeneration (= Arthrose) neigt. Sobald die glatte Knorpeloberfläche einen minimalen Einriß erfährt, beginnt der Knorpel von innen her zu wuchern und zerstört sich gleichsam selbst. Der Reibungswiderstand zwischen Gelenkspfanne und Gelenkskugel wird we-sentlich größer, und damit wird der Prozeß der Knorpel-zerstörung nur noch mehr gefördert. Bis heute gibt es keine andere wirksame Methode, diesen Prozeß rück-gängig zu machen, als die sogenannte »Hüftendoprothe-se-Operation«. Es wird dabei der Hüftknochen unterhalb des Gelenks abgetrennt und durch eine metallische Nachbildung ersetzt. Diese Operationstechnik ist heute bereits so weit fortgeschritten, daß man ohne Übertrei-

72

bung sagen kann: Ein künstliches Hüftgelenk kann das eigene ersetzen.

Bevor es so weit kommt, durchwandern die davon Betroffenen einen echten Leidensweg. Die ständige Gewichtsbelastung auf dem Gelenk führt zu ständigen Schmerzen bei jedem Schritt.

Die Möglichkeiten, sich selbst zu helfen, sind in diesem Falle sehr eingeschränkt. Am ehesten geeignet erscheint noch die Thermophormethode – durch viele Monate regelmäßig durchgeführt. Die durchschnittliche Haltbarkeit eines künstlichen Hüftgelenks liegt heute bereits bei etwa zwanzig Jahren. Wenn eine Operation zu lange hinausgezögert wird, so wirkt sich das durch die zunehmende Fehlhaltung in einem ausgeprägten Beckenschiefstand und einer Schädigung der Lendenwirbelsäule aus. Eine weitere Komplikation liegt darin, daß der sich immer mehr nach innen verdrehende Oberschenkel eine einseitige Fehlbelastung für das Kniegelenk nach sich zieht. Das bedeutet, daß allmählich die Knorpelsubstanz im Kniegelenk angegriffen wird. Die Arthrose im Hüftgelenk pflanzt sich daher in das Kniegelenk fort.

Das *Kniegelenk* ist das komplizierteste und störanfälligste Gelenk des ganzen Körpers. Zwei in den Gelenkspalt eingelagerte Menisken (= mondsichelförmige Knorpelscheiben), zwei sich überkreuzende Kreuzbänder, die in eine Muskelsehne eingelagerte Knochenscheibe (= Kniescheibe) – alles das sind Strukturen, die dazu führen, daß die Kniegelenke höchst anfällig für übermäßige Belastungen, Schwellungen und Ergüsse sind. Das hat seinen Grund darin, daß sich – schwerkraftbedingt – relativ viel Lymphflüssigkeit in den Beinen sammelt. Das Kniegelenk schwillt also bereits bei jeder kleinen banalen Verletzung an, was z. B. für das Schultergelenk kaum gilt. Flüssigkeitsansammlungen im Gelenksinneren aber weichen den Knorpel auf und setzen die Widerstandskraft des Knorpels gegen mechanische Verletzungen herab. Eine länger bestehende Kniegelenksschwellung – noch schlimmer ein Erguß – stellen also eine echte Gefahr für die Knorpelsubstanz im Kniegelenk dar. Sie muß kurzfristig behoben werden.

**Kniegelenk**

73

**Maßnahmen**  *Maßnahmen zur Selbsthilfe:*
- ◆ Topfenwickel (siehe dort), sehr wichtig.
- ◆ Kohlblattumschläge (siehe dort).
- ◆ Umschläge mit Urgesteinsmehl (siehe dort).

**Knöchelgelenk**  Für das *Knöchelgelenk* gelten die gleichen Kriterien wie für das Kniegelenk.

Wichtig ist, daß bei allen wie immer gearteten Beschwerden in den Beingelenken keine zu lange Ruhigstellung erfolgt, da dadurch die Schwellungsneigung zunimmt. Eine wohldosierte Bewegung gegen den Schmerz fördert den Transport der Lymphflüssigkeit und beugt der Schwellungstendenz vor.

Das heißt: Gehen – Ruhen – Hochlagern – Gehen – Ruhen – Hochlagern . . .

74

# Tips und Tricks von A bis Z

Abgegrenzte eitrige Hautentzündung, verbunden mit Rötung, Schwellung und Schmerzen. **Abszeß**
*Ursachen:*
Infektionserreger dringen über die Hautporen oder eine verletzte Hautstelle in das Unterhautgewebe ein und erzeugen dort eine abgegrenzte eitrige Entzündung.
*Maßnahmen:*
Heiße Kompressen mit Wasser oder Alkohol. Auflagen mit Heilerde, Ichtyol-Zugsalben oder Schmierseife, bis das Abszeß »reif« geworden ist. Dann mit ausgeglühter Nadel aufstechen und ausdrücken. Danach steril mit Wundsalbe verbinden.
Bei häufigem Auftreten ev. Abklärung einer Zuckerkrankheit.

Juckendes Ekzem der Afterschleimhaut, manchmal in Verbindung mit Afterfissuren. Schmerzen und Brennen während und nach dem Stuhlgang. **Afterjucken (Pruritus ani)**
*Ursachen:*
Entzündung der Schleimhaut, zumeist auf der Basis einer Darmentzündung durch Pilze, Parasiten oder Würmer. Auch Hämorrhoiden kommen in Betracht.
*Maßnahmen:*
Sofort: Bestreichen der Region mit Salicylspiritus 1% (erzeugt kurzfristig heftiges Brennen), dann Nachbehandlung mit Leinkrautsalbe oder Olbassalbe.
Vorbeugend: Feststellung einer Darminfektion mittels Stuhlkultur und gezielte Behandlung derselben. Begleitend dazu Regeneration der Darmflora.
Bei hartnäckigem, chronischem Auftreten Abklärung einer Zuckerkrankheit oder eines Leberleidens.

Überproduktion von Hauttalg, hauptsächlich während der Pubertät, vor allem im Bereich des Gesichtes, der Brust und des Rückens. Durch Eindringen von Bakterien **Akne (Acne vulgaris)** entwickeln sich Pusteln und Eiterbläschen, die oft nur unter Narbenbildung abheilen.

*Ursachen:*
Störungen im Hormonhaushalt, Darmträgheit, falsche Ernährung.

*Maßnahmen:*
Vermeiden von Zucker, Süßigkeiten, Kochsalz, Schweinefleisch. Viel Gemüse, Obst, Vollwertkost.
Regeneration der Darmflora (siehe dort).
Bei Frauen milde, periodische, zeitlich abgegrenzte Anwendung von Östrogenen. Eigenblutbehandlungen.
Äußerlich: Gesichtsmasken mit Topfen, Gurkensaft, Honig. Schonende kosmetische Behandlung.

**Angina tonsillaris (Mandelentzündung, Seitenstrangentzündung)** Entzündliche Schwellung der Rachen-Gaumenmandeln und der angrenzenden Lymphknoten. Nach Mandelentfernungen sind nur mehr die »lymphatischen Seitenstränge« betroffen. Schluckbeschwerden, Kopfschmerzen. Gelbliche Beläge auf den Mandeln und im hinteren Teil der Zunge. Allgemein: Fieber, Schüttelfrost, Gliederschmerzen.

*Ursachen:*
Infektion mit Eitererregern im Rahmen einer Erkältung.

*Maßnahmen:*
Bettruhe, Halswickel mit kaltem Wasser, Topfen oder Öl. Darmreinigungsmaßnahmen mit Darmreinigungssalz und Einlaufserie (siehe dort). In schweren Fällen kurzzeitig hochdosiert Antibiotika. Danach Darmfloraregeneration.

Vorsicht: Eine nicht ausbehandelte Mandelentzündung kann Herzbeutel- und/oder Gelenksentzündungen nach sich ziehen!

**Aphten, Stomatitis** Entzündung der Mundschschleimhaut. Schmerzhafte Schleimhautdefekte.

*Ursachen:*
Infektion der Mundschleimhaut mit Hefepilzen (»Soor«) oder anderen Keimen. Manchmal Spätfolgen einer zu intensiven Antibiotikatherapie. Vitaminmangel. Kinderkrankheiten (Scharlach, Diphtherie, Masern, Feuchtblattern).

76

*Maßnahmen:*
Ursachenbehandlung. Zusätzlich Mundspülungen, abwechselnd mit rechtsdrehender Milchsäure, Salbeitee oder Kamillentee. Mehrmals täglich Symbioflor I (20 Tropfen auf die Zunge).
Mehrwöchentlich zweimal täglich: 1 Teelöffel Ascorbinsäure (Vitamin C) in Flüssigkeit.
Vitamin-C-hältige Fruchtsäfte, Sanddornsaft.
Darmflora-Regeneration (siehe dort).

Ausbleiben des natürlichen Appetitempfindens.
*Ursachen:*
Allgemeines Anfangssymptom einer Erkrankung. Überfütterung. Seelische Belastungen und Angstzustände. Blutarmut. Bei Widerwillen gegen Fleisch, Magenkrebsverdacht. Psychische Entwicklungsstörung (Anorexia nervosa).
*Maßnahmen:*
Genaue klinische Diagnose des Blutbildes und des Magens. Appetitanregende Mittel wie Kräuterbitter, Tausendguldenkraut-, Wermuttee etc., jeweils $1/2$ Stunde vor den Mahlzeiten. Mehrere kleine Mahlzeiten täglich, jeweils in Abständen von 2–3 Stunden. Behebung einer allfälligen Darmträgheit (siehe dort).
Psychotherapie, Gesprächstherapie.

**Appetitlosigkeit (Anorexie)**

Stoßartiges Entweichen von Gasen aus dem Magen durch die Speiseröhre, oft begleitet von hörbarem Rülpsen. Wird oft mit dem irreführenden Ausdruck »Luftschlucken« bezeichnet. Oft auch in Verbindung mit Sodbrennen (siehe dort).
*Ursachen:*
Bildung von Gärgasen im Magen. Ungenügende Verdauungsleistung des Magens. Übermäßiger Genuß von kohlensäurehaltigen Getränken. Ungenügendes Kauen und Einspeicheln der Nahrung. Zwerchfellbruch. Ungenügende Bildung von Magensäure.
*Maßnahmen:*
»Trennkost« – Trennung von Eiweiß und Kohlehydraten innerhalb einer Mahlzeit. Meidung von übergroßen Mahlzeiten. Ausgiebiges Kauen und Einspeicheln jedes

**Aufstoßen**

einzelnen Bissens. Meidung von fetten Mehlspeisen. Einnahme von Verdauungsenzymen und Magensäurepräparaten. Einnahme von Speisesoda (je 1 Teelöffel nach den Mahlzeiten).

**Augenbindehautentzündung (Conjunctivitis)**

Entzündliche Rötung der Augenbindehaut, verbunden mit Jucken, Brennen und verstärktem Tränenfluß.
*Ursachen:*
Infektionen durch Staub, Rauch, Kälte, Wind. Allergische Entzündung, z. B. bei Heuschnupfen.
*Maßnahmen:*
Auflagen mit Kamillentee, Augentrosttee, Brennesselblätteraufguß. Eintropfen von »physiologischer Kochsalzlösung« (Apotheke).

**Augenlidrandentzündung, Gerstenkorn (Hordeolum)**

Entzündliche Rötung der Lidränder. Oft Bildung einer eitrigen Pustel (»Gerstenkorn«). Oft auch in Verbindung mit einer Bindehautentzündung.
*Ursachen:*
Wie Bindehautentzündung. Verstärktes Augenreiben gegen den Juckreiz. Pilzinfektion.
*Maßnahmen:*
Wie bei Bindehautentzündung. Bei starker Entzündung: Tragen einer Augenbinde mit Kompresse darunter. Bei häufiger Wiederholung, Durchführung einer Kur mit Vitamin A + D (Lebertran) – täglich zweimal je 1 Eßlöffel durch 3 Wochen, zu den Mahlzeiten. Eigenblutbehandlung (siehe dort). Zuckerkrankheit abklären.

**Ausfluß, Weißfluß (Fluor albus)**

Gelblich-weißer Ausfluß aus der Scheide, verbunden mit Juckreiz und allgemein erhöhtem Sekret. Unangenehmer Geruch.
*Ursachen:*
Infektionen mit Geißeltierchen (Trichomonaden) oder Pilzen (v. a. Candida albicans). Bei wiederholtem Auftreten fragliche chronische Darminfektion der gleichen Art. Unbedingt Stuhlkultur anlegen lassen und Infektionen parallel bekämpfen. Verdacht auf Blutarmut, Zuckerkrankheit oder Krebs. Seelische Faktoren beachten – Widerwillen gegen Geschlechtsverkehr, eheliche Disharmonie, Angst vor Schwangerschaft usw.

78

Vorsicht: Bei Blutbeimengungen unbedingt den Arzt aufsuchen.
*Maßnahmen:*
Kurzdauernde, hochdosierte antibiotische Behandlung. Danach Regeneration der Scheidenflora und allenfalls auch der Darmflora. Äußerlich warme Sitzbäder mit Milchsäure oder Obstessig (je 5 Eßlöffel in 2 l Wasser). Milchsäurezäpfchen. Klärung der möglichen seelischen Ursachen.

Schweregefühl in den Beinen und Füßen, manchmal auch verbunden mit Hitzegefühl und Schwellungen. Zusätzlich oft auch verstärktes Unruhegefühl in den Beinen (»restless legs«). Nächtliche Wadenkrämpfe.
*Ursachen:*
Langes Stehen oder Sitzen. Neigung zu »Bindegewebsschwäche«, dadurch Neigung zu Krampfadern und Lymphstauungen. Falsche Fußhaltung, dadurch Entwicklung von Senk-Spreizfuß, Blockierungen der Lendenwirbelsäule.
*Maßnahmen:*
Gaben von Magnesium und Kalium (Hausarzt). Fußreflexzonenbehandlungen. Lymphdrainagen. Täglich zweimal Tautreten oder Kieselsteinmethode (siehe dort). Nächtliches Hochlagern der Beine. Regelmäßige Selbstmassage der Knöchel und des Fußbettes. Chiropraktik.

**Bein- und Fußbeschwerden**

Bedrohliches Zustandsbild mit kolikartigen Schmerzen im Oberbauch (ähnlich wie bei Gallenkolik). Erbrechen. Oft auch Kreislaufkollaps. Auffallendes Zungenbrennen. Verdauungsschwäche.
*Ursachen:*
Verschluß der Ausführungsgänge der Bauchspeicheldrüse durch Entzündung, »ausgewanderte« Gallensteine oder Tumor. Rückstau der Enzyme und dadurch »Selbstverdauung« bzw. Zerstörung der Drüsenzellen. Das Leiden kann schubweise auftreten und chronisch werden.
*Maßnahmen:*
Immer sofort den Arzt rufen. Keine Selbstbehandlung! Bettruhe, den Arzt abwarten. Ev. Eisbeutel auf den Ober-

**Bauchspeicheldrüsenentzündung (Pancreatitis)**

bauch. Keine warmen Anwendungen. Nichts essen und trinken.
Bei chronischem Auftreten ev. Fastenkuren einplanen.
Genaue Ursachenabklärung (Gallensteine?).

**Bettnässen** Unbewußter Harnabgang im Schlaf, zumeist bei Kin-
**(Enuresis** dern, selten auch bei Erwachsenen.
**nocturna)** *Ursachen:*
Entwicklungsbedingte Schwäche der Blasen-Schließ-
muskulatur. Entzündungen im Genitalbereich. Maden-
würmer. Zuviel Flüssigkeit am Abend. Seelische Drucksituationen. »Geopathische Belastung« an der Schlafstelle.
*Maßnahmen:*
Nach 16 Uhr nichts mehr oder nur sehr kleine Mengen
trinken. Abends heiße Sitzbäder mit Zinnkrautabsud.
Heißer Dunstthermophor auf die Blasengegend. Bettstelle wechseln bzw. auf geopathische Störung (v. a. Wasseradern) »austesten« lassen.
Versuch: Kind vor Mitternacht wecken und urinieren
lassen. Kinder niemals hänseln oder bestrafen! Das Leiden bessert sich in den allermeisten Fällen von selbst. Ev.
Homöopathie zu Rate ziehen. Sanfte Bauchmassage vor
dem Schlafengehen.

**Blähungen** Gasbildungen im Dickdarm als Folge von Gärungs- und
**(Flatulenz)** Fäulniszuständen.
*Ursachen:*
Falsche Ernährung. Zuviel gärungsfreudige Kost – Kohl,
Kraut, Hülsenfrüchte. Zuviel kleiehaltige Kost – frische
Vollkornbrote, Vollkornmüslis. Mangel an Verdauungs-
fermenten. Manchmal chronische Bauchspeicheldrüsen-
entzündung. Chronische Darmträgheit. Infektion durch
Würmer und andere Parasiten.
*Maßnahmen:*
Strenge Trennkost – Trennung von Eiweiß und Kohlehy-
draten (siehe dort). Zufuhr von Verdauungsmedikamen-
ten. Meiden von Rohkost und frischen Vollkornproduk-
ten. Zufuhr von blähungshemmenden Gewürzen – Anis,
Kümmel, Pfefferminze, Fenchel usw. Ein- bis zweimal
wöchentlich gründliche Darmreinigung (siehe dort). Colon-Hydro-Therapie (siehe dort).

Starker Harndrang mit häufigem Abgang von kleinen Harnmengen. Brennen in der Harnröhre v. a. beim und nach dem Urinieren. Harn ist trübe und dunkel.
*Ursachen:*
Allgemeine Unterkühlung durch Schwitzen und kalten Luftzug. Infektion der unteren Harnwege, v. a. mit Coli-Bakterien aus dem Dickdarm. Harnrückstau; bei Frauen durch Eingeweidesenkung (Gebärmutter, Dickdarm); bei Männern durch Prostatavergrößerung (sog. »Restharn«).
*Maßnahmen:*
Genaue Abklärung und Behandlung der Ursachen. Anlegen einer Harnkultur. Regelmäßige Sitzbäder mit Zinnkrautabsud. Anschließend heißer Dunstthermophor auf die Blasengegend. Flüssigkeitszufuhr individuell gestalten – manchmal hilft viel trinken. Regelmäßig Trinken einer Nieren- oder Blasenteemischung. Durchführen einer Obstessig-Kur (siehe dort). Unterleib und Füße immer warmhalten!

**Blasenkatarrh, Blasenentzündung (Cystitis)**

Symptome wie bei Blasenentzündung. Manchmal Harnentleerung unterbrochen. Sichtbare Blutbeimengungen im Urin. Kolikartige Schmerzen während oder nach der Harnentleerung.
*Ursachen:*
Bildung von kristallinen Ablagerungen in der Blase und häufig auch im Nierenbecken (zumeist Harnsäure). Diese werden oft mit dem Harnfluß weiterbefördert und können in Harnleiter, Blase oder Harnröhre steckenbleiben.
*Maßnahmen:*
Wie bei Blasenentzündung. Trinkkuren mit Nieren- oder Blasentees oder mit Wasser (3–4 l täglich). Oft ist chirurgische Intervention notwendig. Bei Harnverhaltung über mehr als zwölf Stunden, unbedingt Arzt aufsuchen!

**Blasensteine, Blasengrieß**

Schmerzen im rechten Unterbauch mit gelegentlicher Ausstrahlung bis in den linken Unterbauch. Manchmal Fieberschübe, Erbrechen, Pulsbeschleunigung. Temperaturunterschied zwischen Mund und After über 1 Grad C.
*Ursachen:*
Infektion durch Erreger aus dem Dünndarm, die mit der

**Blinddarmentzündung (Appendizitis)**

81

Nahrung transportiert werden. Kotsteine. Würmer. Darmträgheit.

*Maßnahmen:*
Arzt rufen! Keine Selbstbehandlung! Lediglich für Stuhlabgang sorgen (am besten durch Einlauf oder Stuhlzäpfchen). Kalte Kompressen auf die rechte Unterbauchgegend. Keine Wärmeanwendungen. Bettruhe in halbsitzender Stellung. Oft ist eine Operation erforderlich.

**Blutandrang zum Kopf (Congestio)**

Druckgefühl im Kopf, verbunden mit allgemeinen Kopfschmerzen und Schwindel. Manchmal auch Hitzegefühl im Kopf. Möglicherweise Anzeichen für drohenden Schlaganfall.

*Ursachen:*
Kurzfristige starke Blutdruck-Erhöhung. »Vegetative Fehlregulation« im Kreislaufsystem. Wechseljahrbeschwerden. Falsche Anwendung von Blutdruckmedikamenten. Abrupte Ortsveränderungen (Höhenlage, Flugreisen).

*Maßnahmen:*
Rasche Kontrolle des Blutdruckes. Schonende medikamentöse Blutdruckregulation. Eiskalte Kompressen in den Nacken und auf die Stirn. Keine großen Mahlzeiten. Rascher Transport in eine Höhenlage, an die der Organismus angepaßt ist. In Extremfällen Aderlaß (maximal 250 ml Blut aus einer Vene entnehmen). Krankenhauseinweisung.

**Blutarmut (Anämie)**

Verminderung des roten Blutfarbstoffes (Hämoglobin) und/oder der roten Blutkörperchen (Erythrozyten). Neigung zu Blässe der Haut. Müdigkeit. Schwindelzustände. Kalte Hände und Füße. Appetitlosigkeit, Infektanfälligkeit. Menstruationsstörungen.

*Ursachen:*
Störung der Eisenaufnahme durch die Magenschleimhaut. Chronische Gastritis. Starke Blutverluste durch Verletzungen oder innere Blutungen (z. B. Magen-Darm-Geschwüre). Bei Frauen starke Regelblutung. Störung der Blutbildung (Leukämien etc.).

*Maßnahmen:*
Genaue Klärung der möglichen Ursache durch den Arzt. Eiweiß- und vitalstoffreiche Kost. Zufuhr von Eisenwein.

Eigenblutbehandlungen mit Zusatz von Vitamin B12 und Eisenlösungen. Die äußere Zufuhr von Eisenpräparaten ist weniger erfolgversprechend. Anregung des Appetits und der Magensäureproduktion durch Kräuterbitter. Regelmäßige körperliche Betätigung in frischer Luft (fördert die Blutbildung).

Konstante Blutdruckwerte über 160/95. Bleiben oft jahrelang unentdeckt. Werden oft nur durch plötzliches Ansteigen bemerkt. Anzeichen sind – Blutandrang zum Kopf, Schwindel, Ohrensausen, Kopfschmerzen, Herzschmerzen.

**Blutdruck – hoch (Hypertonie)**

*Ursachen:*
Erbliche Veranlagung. Nierenleiden. Bluteindickung bei Übergewicht. Übermäßiger Eiweiß- und Fettkonsum. Bewegungsmangel. Seelische Drucksituationen (»Stress«).
*Maßnahmen:*
Klärung der Ursachen. Keine Selbstbehandlung. Meist ist eine medikamentöse Einstellung durch den Arzt erforderlich – diese genau befolgen (Schlaganfallgefahr!) Gewichtsreduktion. Fastenkuren. Regelmäßig Rohkosttage einhalten. Regelmäßig Aderlässe oder Blutspenden. Ozon-Sauerstoffbehandlungen (siehe dort). In schweren Fällen regelmäßige Blutdruck-Selbstkontrolle!

Konstante Blutdruckwerte unter 105/65. Rasche Ermüdbarkeit. Gesteigertes Schlafbedürfnis. Neigung zu Kollapszuständen, v. a. bei raschem Lagewechsel.

**Blutdruck – nieder (Hypotonie)**

*Ursachen:*
Erblich bedingt. »Asthenische Konstitution« mit hohem schlanken Wuchs und Untergewicht. Blutarmut. Herzschwäche im Alter. Schilddrüsenunterfunktion. Nierenleiden. Ehemals Leistungssport.
*Maßnahmen:*
Klärung der möglichen Ursachen. Regelmäßiges körperliches Training. Regelmäßig Schulter- oder Kopfstand (siehe dort). Regelmäßig Trockenbürsten und Wechselduschen (siehe dort). Regelmäßig Sauna und Dampfbad (siehe dort). Eigenblutbehandlungen mit Zusatz von Vitamin B12. Eiweiß- und vitalstoffreiche Ernährung.

**Bluterbrechen (Hämatemesis)** Erbrechen, wobei das Erbrochene mit Blut vermengt ist, oder reines Blut erbrochen wird.
*Ursachen:*
Blutende Magengeschwüre. Varizen in der Speiseröhre, zumeist im Rahmen einer fortgeschrittenen Leberzirrhose.
*Maßnahmen:*
Sofort den Arzt rufen! Keine Selbstbehandlung! Möglichst rasche Krankenhauseinweisung. Es kann zu lebensbedrohlichen Blutverlusten kommen. Ev. Eisstückchen lutschen und kleine Mengen Eiswasser trinken. Sonst nichts essen oder trinken. Eisbeutel auf den Oberbauch (Eiswürfel in ein Tuch wickeln und auflegen).

**Bluterguß (Hämatom)** Austreten von Blut aus den Blutgefäßen in das Bindegewebe, in die Körperhöhlen oder Gelenke. Schwellungen, Schmerzen, Rötungen. Die Rötungen verfärben sich nach einigen Tagen grün-gelblich.
*Ursachen:*
Traumatische Einwirkungen jeglicher Art. Erhöhte Neigung besteht bei Einnahme von blutverdünnenden Mitteln oder bei der Bluterkrankheit.
*Maßnahmen:*
Nach Möglichkeit Topfen- oder Heilerdeumschläge (siehe dort). Schonung des betroffenen Körperteiles. Sonst keine Maßnahmen erforderlich. Bei häufigem Auftreten Arzt konsultieren.

**Blut im Harn (Hämaturie)** siehe Blasensteine, Blasenentzündungen.

**Blut im Stuhl** Sichtbare Blutbeimengungen im Stuhl, oder Blutauflagerungen (äußere Blutungen). Andere Version – pechschwarze Stühle (innere Blutungen). Die Begleitbeschwerden sind sehr unterschiedlich. Häufig krampfartige Stuhlentleerungen (Tenesmen).
*Ursachen:*
Sichtbare Blutbeimengungen – Hämorrhoiden, Afterfissuren. Pechschwarze Stühle – innere Blutungen aus Dickdarm- bzw. Magengeschwüren oder Tumoren.

84

*Maßnahmen:*
Genaue Klärung der möglichen Ursachen. Keine Selbstbehandlung! Ab dem 50. Lebensjahr regelmäßige Tests
auf unsichtbares Blut im Stuhl (»Hämoccult-Test«).

Eindringen von Krankheitserregern oder deren Abbau-
produkten in das Blut und in das Lymphsystem. Findet
dies an der Körperoberfläche statt, entsteht eine rötliche
Schwellung, vornehmlich entlang der Lymphbahnen
(»Blutstrich«), verbunden mit starken Schmerzen und
Fieber. Lymphknotenschwellungen im Nahbereich der
Entzündung.
*Ursachen:*
Infektion durch verschmutzte Wunden an Haut und
Schleimhäuten. Allgemeine Abwehrschwäche.
*Maßnahmen:*
Sofort den Arzt rufen! Keine Selbstbehandlung. Zusätz-
lich Topfen- oder Heilerdeauflagen an den betroffenen
Stellen. Zumeist hochdosierte Antibiotikatherapie erfor-
derlich. Gefahr des Übergreifens der Infektion in den
gesamten Körper und Spätfolgen im Bereich der Gelen-
ke, der Nieren, der Herzklappen usw.

**Blut-
vergiftung
(Sepsis)**

Periodisch auftretende Atemnot, insbesondere durch Be-
hinderung der Ausatmung. Krampfartige Verengung der
Bronchien. Bildung von zähflüssigem Schleim. Gelegentlich Auftreten von schweren akuten Anfällen mit
lebensbedrohlicher Atemnot (»Status asthmaticus«). Seelische Drucksituationen gelten als Auslöser und Verstär-
ker dieser Erkrankung – nicht als Verursacher.
*Ursachen:*
Allergische Reizung der Bronchialschleimhaut, im Rahmen von Gesamtallergien. Chronische Infektionen der
Bronchialschleimhaut, v. a. in höherem Alter. Lungenblähung (Lungenemphysem). Chronische Pilzinfektionen
der Atemwege, im Rahmen einer Pilzinfektion im Ma-
gen-Darm-Bereich. Wurminfektionen.
*Maßnahmen:*
Genaue Klärung der möglichen Ursachen. Unbedingt
Anlegen einer Stuhlkultur (hinsichtlich Bakterien, Pilzen,
Würmern). Gezielte Bekämpfung der entsprechenden In-

**Bronchialasthma
(Asthma
bronchiale)**

fektionen. Anschließend Regeneration der Darmflora. Eigenblutbehandlungen (zweimal jährlich je 10 Einzelbehandlungen). Klimakuren am Meer oder in höheren Gebirgslagen (über 1000 m). Die Anwendung von antiallergischen-bronchienerweiternden Sprays sollte immer nur auf die akuten Phasen dieses Leidens beschränkt bleiben. Oft kommt es durch eine positive Veränderung der Lebenssituation zu einem selbsttätigen Aufhören der Beschwerden.

**Bronchialentzündung – akut (Bronchitis acuta)**

Entzündung der Luftröhre und ihrer Verzweigungen (Bronchien, Bronchiolen). Heftige Hustenanfälle mit reichlichen Schleimabsonderungen. Je nach der Ursache sind diese glasig oder gelblich gefärbt. Zusätzlich treten oft heftiges Fieber, Erbrechen und Durchfälle auf. Bei blutigem Auswurf, unbedingt Arzt rufen!
*Ursachen:*
Zumeist Infektionen mit Eitererregern im Rahmen einer Grippe. Begleiterscheinung einer Mandelentzündung.
*Maßnahmen:*
Bettruhe. Einlaufserie (siehe dort). Ölauflagen auf den Brustkorb (siehe dort). Inhalationen mit heißem Dampf. Einreibungen auf den Brustkorb mit Pfefferminz- oder Eukalyptusöl. Kühle schleimlösende Teemischungen verabreichen (Apotheke). Keine heißen Getränke. Den Arzt zuziehen.

**Bronchitis – chronisch (Bronchitis chronica)**

Schleichend verlaufende, entzündliche Reizung der Luftröhre und ihrer Verästelungen (Bronchien, Bronchiolen). Häufiger Hustenreiz mit akuten Phasen. Geringe Absonderungen von zähem Schleim. Chronische Atemnot mit asthmaartigen Zuständen.
*Ursachen:*
Erblich bedingte, allgemeine Ausscheidungsschwäche der Bronchialschleimhäute. Lungenblähung (Emphysem) – altersbedingt, oder durch äußere Schädigungsfaktoren – physikalisch (z. B. Asbest, Staub etc.), chemische Dämpfe. Mehrfach abgelaufene, akute Bronchitiserkrankungen.
*Maßnahmen:*
Wie bei Bronchialasthma! Zusätzlich mikrobiologische

Kuren = die Zufuhr von »körperfreundlichen Bakterien«, welche die Bronchialschleimhaut besiedeln und entscheidend an der Abwehr von Entzündungserregern beteiligt sind (Hausarzt fragen!).

Entzündliche regionale Schwellung der Brustdrüse, zumeist während der Stillperiode. Manchmal auch verbunden mit Fieber und Gliederschmerzen. Eitrige Sekretabsonderungen aus der Brustwarze sind möglich.
*Ursachen:*
Äußerliche Infektionen mit Eitererregern. Milchstau durch ungenügende Milchausscheidungen – »trinkfaule« Kinder, mangelhaftes Abpumpen.
*Maßnahmen:*
Sorgfältige Pflege der Brustwarzen. Alkoholumschläge. Topfen- oder Heilerdeauflagen. Weiterhin vorsichtiges Abpumpen. Kein Stillen aus der betroffenen Brust, solange die Entzündungszeichen anhalten (Infektionsgefahr für das Kind!). Wenn keine Eiterbildung vorliegt, sind oft eiskalte Kompressen wirkungsvoller. Beträufeln der Brustwarze mit Symbioflor I (siehe dort). Hochbinden der Brust.

**Brustdrüsenentzündung (Mastitis)**

Gefäßerweiterung der Hautarterien. Vor allem an Wangen, Nase und Kinn. Bei Frauen auch an den Schenkeln (»Erythrose«).
*Ursachen:*
Erbliche Veranlagung. Gärungszustände im Darm. Hormonstörungen. Alkoholmißbrauch.
*Maßnahmen:*
Fastenkuren. Milchsäuretropfen. Darmflora-Regeneration. Gesichtsmasken mit Hamamelis. Milchsäuretinktur äußerlich.

**Couperose (Akne rosacea)**

Entzündung der Darmschleimhaut des Dünn- und Dickdarmes. Verbunden mit Durchfall, Erbrechen, Koliken und Fieber. Gelegentlich Blut ihm Stuhl.
*Ursachen:*
Infektion mit Bakterien oder Parasiten (z. B. Amöben). Eisgekühlte Getränke. Mißbrauch von Abführmitteln. Zuviel Rohkost.

**Darmkatarrh (Enterocolitis acuta)**

*Maßnahmen:*
Flüssigkeitsfasten. Vermeiden von Rohkost und blähenden Speisen. Verabreichung von Azidophilus Keimen. Dunstthermophor auf den Bauch. Bei chronischen Fällen, Colon-Hydro-Therapie (siehe dort). Stuhlkultur. Infektionsbekämpfung. Ev. Wurmkuren.

**Darmträgheit (Chronische Obstipation)** Periodisches Ausbleiben des Stuhlganges.
*Ursachen:*
Erschlaffung der Eingeweidemuskulatur. Eingeweidesenkung. Darmerweiterung. Verlangsamung des Stuhltransportes. Abführmittelmißbrauch.
*Maßnahmen:*
Darmgymnastik. Regelmäßige Bauch-Selbstmassage (siehe dort). Darmreinigungssalz oder Manna-Sirup (siehe dort). Vermeiden von klassischen Abführmitteln. Colon-Hydro-Therapie als Starthilfe (siehe dort). Faser- und quellstoffreiche Kost.

**Depressionen (Depressio)** Seelische Verstimmung. Verlust der Lebensfreude. Schwermut.
*Ursachen:*
Körperliche »Vergiftung«, z. B. im Rahmen einer Darmträgheit. Hormonmangel (Östrogene). Schilddrüsenunterfunktion. Seelische Veranlagung. Schicksalsschläge.
*Maßnahmen:*
Fastenkuren. Behebung einer Darmträgheit (siehe dort). Gezielte Schilddrüsenbehandlung. Gezielte Hormonbehandlung. Seelische Betreuung.

**Erbrechen (Vomitus)** Stoßweise Entleerung von Mageninhalt durch Speiseröhre und Mund.
*Ursachen:*
Überempfindlichkeitsreaktion auf Reisen. Magenüberfüllung. Verdorbene Speisen. Vergiftung. Alkoholmißbrauch. Schwangerschaft. Nervöse Reaktion. Symptom einer schweren Erkrankung.
*Maßnahmen:*
Erbrechen nicht stoppen. Wenn möglich, eisgekühlten Pfefferminztee oder Eiswasser in kleinen Schlucken trin-

ken. Eiswürfel auf den Oberbauch. Bei wiederholtem oder unstillbarem Erbrechen Arzt rufen. Besondere Vorsicht bei Kindern! Gelegentlich sind eisgekühlte Cola-Getränke hilfreich.

**Fettleibigkeit (Adipositas)**

Übergewicht von mehr als 10% über dem der Körpergröße entsprechenden Normalgewicht.
*Ursachen:*
Übermäßige Nahrungszufuhr. Schilddrüsenunterfunktion. Unzweckmäßige Lebensweise. Selten Hormonstörungen (Östrogenüberschuß).
*Maßnahmen:*
Ursachenklärung. Strenge kohlehydratarme Trennkost (siehe dort). Keine Radikalkuren! Homöopathische Schlankheitsmittel. Wöchentlich ein Fasttag (siehe dort). Jodhaltige Algenpräparate (z. B. Kelp).

**Fieber (Febris)**

Erhöhung der Körpertemperatur auf über 37,5 Grad C. Gesteigerte Kreislaufaktionen.
*Ursachen:*
Infektionen. Erkältungen. Vergiftungen.
*Maßnahmen:*
In der Regel keine Akutmaßnahmen erforderlich. Ganzkörperwaschungen. Kreislaufstützung, medikamentös oder mit Kräutern. Bei chronischem leichten Fieber, Überwärmungsbäder (siehe dort). Bei Fieber über 39,5 Grad C, Arzt rufen.

**Frigidität (Frigiditas)**

Sexuelles Desinteresse bei Frauen. Unfähigkeit, zum sexuellen Höhepunkt zu kommen.
*Ursachen:*
Fast immer seelisch bedingt. Erziehungsfehler. Tabuisierung der Sexualität. Sexuelle Schuldgefühle. Angst vor Schwangerschaft. Selten hormonelle Störungen (Östrogenüberschuß).
*Maßnahmen:*
Psychotherapie. Seelische Betreuung. Ev. medizinische Hypnose.

**Frostbeulen (Perniones)**

Rotblau verfärbte Knoten an Zehen, Fersen und Fingern.

*Ursachen:*
Erbliche Veranlagung. Wiederholte direkte Kälteeinwirkung auf Zehen und Finger. Zu enges Schuhwerk.
*Maßnahmen:*
Einreibung mit Salicylspiritus 1% und anschließend Auflagen mit medizinischer Schmierseife. Umschläge mit Johanniskrautöl (siehe Rezeptteil). Heiße Fußbäder mit Eichenrinde.

**Frühjahrs-müdigkeit**

Zumeist auf Basis einer Wetterfühligkeit. Im Frühjahr kommt es besonders häufig zu Wetterschwankungen.
*Ursachen:*
Starke Klimaschwankungen. Vegetative Labilität. Vitamin- und Mineralstoffmängel.
*Maßnahmen:*
Kurzzeitig hochdosierte Zufuhr von Vitaminen (v. a. B-Gruppe, C) und anderen Vitalstoffen (v. a. Magnesium, Kalium, Calcium). Energietrank (siehe Rezeptteil). Aufbau- und Belebungsmittel (siehe Rezeptteil). Intensive körperliche Tätigkeit. Eigenblutbehandlungen mit Vitamin B12.

**Furunkel, Karbunkel**

siehe Abszeß.

**Fußpilz (Mykose)**

Schuppendes Ekzem an den Fußsohlen und zwischen den Zehen. Oft kombiniert mit chronischem Fußschweiß und Befall der Zehennägel.
*Ursachen:*
Pilzinfektion in der feuchten Wärme im Schuhwerk. Pilze gedeihen in diesem Milieu besonders gut.
*Maßnahmen:*
Ansteigende Fußbäder mit Heublumen, Haferstroh, Eichenrinde. Aufstreuen von Fußpuder, um die Feuchtigkeit zu binden. Einlagen von Farnkraut oder Petersilienblätter in die Socken (alle drei Tage wechseln). Socken täglich wechseln. Bekämpfung einer eventuellen Darmpilzinfektion.

**Gallenblasen-entzündung (Cholezystitis)**

Entzündung und Schwellung der Gallenblasenschleimhaut und der Gallenwege. Kolikartige Schmerzen im rechten Oberbauch, die auch in den Rücken ausstrahlen können. Fettunverträglichkeit. Häufige Übelkeit mit Erbrechen. In schweren Fällen, Gelbsucht.

*Ursachen:*
Einwandern von Krankheitserregern in die Gallenwege. Reizung der Schleimhäute durch Gallensand oder Gallensteine.

*Maßnahmen:*
Fastenkuren. Ölkur nach Bardach (siehe dort). Sonst nur sehr wenige und ausschließlich pflanzliche Fette. Im Anfall Dunstthermophor auf den rechten Oberbauch oder Leberwickel (siehe dort). Stark verdünnte Bitterkräuter-Extrakte vor den Mahlzeiten. Speisesoda (je 1 gehäufter Teelöffel) nach den Mahlzeiten. Klärung einer ev. Gallensteinbelastung. Bei häufigem Auftreten der Beschwerden ev. operative Entfernung der Gallenblase oder der Gallensteine erwägen. Kuren mit weißem Rettichsaft zur »Reinigung« der Gallenwege (siehe dort).

**Gallensteine (Cholelithiasis)**

Bildung von kristallinen Ablagerungen in der Gallenblase. Im Anfangsstadium (Steingröße unter 1 cm) kann es zu einem »Auswandern« derselben in die Gallenwege und damit zur akuten Gallenkolik kommen.

*Ursachen:*
Eindickung der Gallensäfte durch Abflußbehinderung. Chronische Gallenblasenentzündung. Überernährung mit tierischen Fetten und dadurch Anhäufung von Cholesterin in der Gallenflüssigkeit. Dadurch erhöhte Neigung zu kristallinen Ablagerungen.

*Maßnahmen:*
Olivenöl-Kur (siehe dort), Kur mit weißem Rettichsaft (siehe dort), Kräutertee-Kuren (siehe dort). Bei akuten Koliken immer den Arzt rufen. Bei häufigen Beschwerden Operation erwägen.

**Gedächtnisschwäche**

Abnahme der Merkfähigkeit. Betrifft v. a. das »Kurzzeitgedächtnis«.

*Ursachen:*
Psychische Abwehrreaktion gegen die tägliche Reizüberflutung. Mangelnde Konzentrationsfähigkeit. »Geistige Trägheit«. Körperliche Ursachen, z. B. Durchblutungsstörungen im Kopf oder Schlaganfall, sind selten.

*Maßnahmen:*
Ozon-Sauerstoffbehandlungen (siehe dort). Hochdosierte Vitalstoffe (v. a. Vitamin B). Eigenblutbehandlungen. Blutverdünnende Maßnahmen – Aderlaß, Magnesium, Aspirin. »Gehirn-Training« durch kreative Tätigkeiten. Regelmäßige Kreislaufatmung (siehe dort).

**Gelenks-rheumatismus – akut (Arthritis rheumatica acuta)**
Schmerzhafte Entzündung von einem oder mehreren Gelenken. Rötung, Schwellung, Bewegungseinschränkung.
*Ursachen:*
Infektion der Gelenkshöhlen. Gewebereizung durch Ablagerungen von Cholesterin oder Harnsäure. Unentdeckter eitriger Entzündungsherd.
*Maßnahmen:*
Vegetarische Diäten mit Einschränkung von tierischen Fetten und Innereien. Neutraltherapie. Umschläge mit Kohlblatt, Heilerde, Topfen (siehe dort). »Herdsuche«.

**Gelenks-rheumatismus – chronisch (Primär chronische Polyarthritis)**
Schmerzhafte Veränderung und Versteifung mehrerer Gelenke.
*Ursachen:*
Erblich bedingte Immunschwäche. Immunmangel-Syndrom. »Autoimmunerkrankung« = Angriff des Immunsystems auf das eigene Körpergewebe. Unentdeckter Entzündungsherd (Mandeln, Zähne).
*Maßnahmen:*
Lokale Wärmeanwendungen. Eigenblutbehandlungen (siehe dort). Überwärmungsbäder (siehe dort). Meeraufenthalte. Kuren mit Hitzeanwendungen (Moor, Lehm, Fango, Radon usw.). Eiweiß- und vitalstoffreiche Ernährung. »Herdsuche«.

**Gesichts-schmerz (Trigeminus-neuralgie)**
Plötzlich auftretender, heftiger Schmerz in einer Gesichtshälfte, entsprechend den Verläufen des sensiblen Gesichtsnervs (Trigeminus-Nerv). Verstärkung der Schmerzen durch kalten Luftzug, Sprechen, Kauen, Zähneputzen usw.
*Ursachen:*
Weitgehend unbekannt. Entzündungsherde an den Zahnwurzeln. Fehlstellung der Halswirbelgelenke. Entzündungsherde im Oberbauch (rechts – Leber, Galle;

links – Bauchspeicheldrüse), dadurch Fortleitung über den Zwerchfellnerv zu den seitengleichen Gesichtsnerven.
*Maßnahmen:*
Genaue Klärung der Ursachenmöglichkeiten – Zahnröntgen, Halswirbelsäulenuntersuchung, Untersuchung der Oberbauchorgane. Neuraltherapie. Umschläge mit Franzbranntwein oder Salicylspiritus 5%. Chiropraktik.

Heftige, zumeist akut auftretende Gelenksentzündungen, vornehmlich an den Zehen- und Fingergelenken. Schmerzen, Rötung, Schwellungen.
*Ursachen:*
Ablagerung von Harnsäurekristallen an und in den Gelenken. Übermäßige Zufuhr von tierischen Eiweißprodukten – v. a. Fleisch, Innereien.
Eine Ausnahme stellt die »klassische Gicht« (Podagra) dar. Sie beruht auf einer erblich bedingten Abbaustörung der Harnsäure im Körperstoffwechsel. Sie äußert sich in schmerzhaften Schwellungen an den Großzehen- und Daumengrundgelenken. Ihre Behandlung ist nur durch spezielle Medikamente möglich.
*Maßnahmen:*
Vegetarisch betonte Diätkuren. Milch-Semmel-Kuren nach MAYR. Vegetarisch betonte Ernährung. Überwärmungsbäder (siehe dort). Im akuten Stadium eiskalte Anwendungen. Einreibungen und Auflagen mit medizinischer Schmierseife. Bei chronischen Beschwerden, regelmäßig heiße Hand- und Fußbäder.

**Gicht (Arthritis urica)**

Infektiöse Entzündung der Schleimhäute im Rachen- und Kopfbereich. Schnupfen. Husten. Heiserkeit. Fieber. Halsschmerzen. Gliederschmerzen.
*Ursachen:*
Infektion mit Viren oder Bakterien. Erkältungen. Seelische Schocksituationen.
*Maßnahmen:*
Bettruhe. Einlaufserie (siehe dort). Bei Fieber unter 38 Grad C, Überwärmungsbäder (siehe dort). Kopfdampfbäder. Halswickel. Ölfleck. Aspirin und Antibiotika nur bei eitrigen Hals- oder Bronchienentzündungen.

**Grippe (Influenza)**

93

Medikamentöse Kreislaufstütze. Keine fiebersenkenden Maßnahmen (unter 40 Grad C).

**Gürtelrose (Herpes zoster)** Nervenentzündung, zumeist halbseitig am Oberkörper oder im Gesicht. Heftige Schmerzen. Hautrötung. Bläschenbildung.
*Ursachen:*
Infektion mit dem Herpes-Virus. Seelische Schockzustände. Unerkannte innere Erkrankungen im zugehörigen Nervensegment.
*Maßnahmen:*
Kohlblattauflagen. Einreibungen mit Salicylspiritus (1%) oder Franzbranntwein. Einreibungen mit Eiswürfeln. Genaue klinische Durchuntersuchung des zugehörigen Bereiches (Röntgen, Ultraschall usw.). Krebsgefahr!

**Haarausfall – fleckförmig (Alopecia areata)** Häufig schubweise verlaufender Haarausfall, der meist kreisförmige Flecken auf der Kopfhaut hinterläßt.
*Ursachen:*
Weitgehend unbekannt. Allergische Belastungen. Immunschwäche. Pilzinfektion des Darmes.
*Maßnahmen:*
Einreibungen der Kopfhaut mit Salicylspiritus oder Franzbranntwein. Brennesselsaftkuren. Eigenblutbehandlungen. Stuhlkultur. Ev. Pilzbehandlung des Darmes.

**Haarausfall – generell (Alopecia generalisata)** Langsam fortschreitender Haarausfall, der meist von der Stirn in Richtung Hinterkopf fortschreitet.
*Ursachen:*
Weitgehend unbekannt. Erbliche Veranlagung.
*Maßnahmen:*
Symptomatisch.

**Hämorrhoiden** Erweiterung der Blutgefäße am After. Innerlich und äußerlich. Oft verbunden mit Afterjucken und blutig-schleimigen Absonderungen. Schwangerschaftsfolgen.
*Ursachen:*
Überlastung der Blutgefäße durch langes Sitzen. Eingeweidesenkung. Darmträgheit. Häufiges Pressen beim Stuhlgang. Angeborene Bindegewebsschwäche. Leberleiden. Übergewicht.

*Maßnahmen:*
Sitzbäder mit Eichenrindenabsud. Gymnastik des After-schließmuskels (mehrmals täglich rhythmisch zusammenpressen). Gewichtsabnahme, insbesondere Abnahme des Bauchumfanges. Äußerlich: Einreibungen mit Leinkrautsalbe. Bei akuten Schmerzen Anpressen eines Eiswürfels. Einreibungen mit Salicylspiritus. In besonders schweren Fällen, Operation.

Fleckförmige oder generalisierte Hautentzündung. Rötung. Schuppung. Bläschenbildung. Jucken.
*Ursachen:*
Äußerlich: Infektion mit Bakterien, Pilzen, Viren. Übertriebene Hauthygiene (zu häufiges Duschen etc.).
Innerlich: Stoffwechselstörungen. Allergien. Nahrungsmittelunverträglichkeiten. Darminfektionen (Pilze, Parasiten, Würmer). Medikamentenunverträglichkeiten. Kinderkrankheiten.
*Maßnahmen:*
Feststellung der Grundursachen. Feststellung einer allfälligen Darminfektion (Stuhlkultur). Pilzbehandlungen mit begleitender Darmflorasanierung. In schweren Fällen Fastenkuren. Colon-Hydro-Therapie (siehe dort). Eigenblutbehandlungen (siehe dort).

**Hautausschlag (Ekzem, Exanthem, Neurodermitis)**

Unregelmäßiger Herzschlag, verbunden mit Angstzuständen. Engegefühl in der Brust. Atemnot.
*Ursachen:*
Seelisch bedingte Angstzustände. Nächtlicher Zwerchfellhochstand, bedingt durch »schwerverdauliche« Mahlzeiten am Abend. Blockierungen der Brustwirbelsäule.
*Maßnahmen:*
Intensive Wirbelsäulengymnastik. Vermeidung von größeren Abendmahlzeiten. Lauftraining zur Verbesserung der allgemeinen körperlichen Konstitution. Psychotraining. Chiropraktik.

**Herz-beschwerden – nervös (Pseudoangina)**

Starke, zumeist akut auftretende Schmerzen in der linken Brustseite, die in den linken Arm, in die Magengegend, in den Hals und bis in das Kiefer ausstrahlen können.

**Herzschmerzen (Angina pectoris)**

Todesangst. Atemnot. Manchmal Herzrasen und/oder Herzrhythmusstörungen.

*Ursachen:*
Krampfartige akute Verengung der Herzkranzgefäße im Rahmen einer Arteriosklerose. Rauchexzesse. Dauerstreß. Seelische Drucksituationen.

*Maßnahmen:*
Genaue Klärung der Ursachen. Immer einen Arzt aufsuchen! Bei häufigen Auftreten im akuten Stadium – Nitroglycerinpräparate, Strophantinpräparate, Digitalispräparate. Unbedingt Raucherentwöhnung! Änderung der Lebensumstände. Regelmäßig Kreislaufatmung (siehe dort). Ozon-Sauerstoffbehandlungen (siehe dort). Vorsicht: Latente Herzinfarktgefahr! Entspannungstraining.

**Herzschwäche – chronisch (Coronarinsuffizienz)** Verminderte Leistungsfähigkeit des Herzmuskels. Vernarbungszonen im Herzmuskel. Rhythmusstörungen (Vorhofflimmern, Extrasystolie).

*Ursachen:*
»Altersschwäche«. Abgelaufene Entzündungen oder Infarkte. Übergewicht. Lungenemphysem (schwächt ebenfalls auf Dauer das Herz). Hoher Blutdruck.

*Maßnahmen:*
Regelmäßige ärztliche Kontrolle! Dauereinnahme von herzstärkenden Medikamenten (Digitalis, Strophantin). Gezielte, dosierte körperliche Betätigung. Kreislaufatmung (siehe dort). Ozon-Sauerstoffbehandlungen (siehe dort).

**Heuschnupfen (Rhinitis allergica)** Akuter starker Schnupfen, verbunden mit Niesreiz und Bindehautentzündung. Asthmaartige Atembeschwerden. Auftreten vor allem im Frühjahr (Pollenflug).

*Ursachen:*
Allergische Vorbelastung. Überempfindlichkeit der Nasenschleimhaut gegen Blütenpollen aller Art. Chronisch latente Darminfektion (Pilze, Würmer, Parasiten).

*Maßnahmen:*
Anlegen einer Stuhlkultur. Gezielte Bekämpfung einer Darminfektion mit anschließender Darmflorasanierung (siehe dort). Eigenblutbehandlungen. Milchsäuretropfen. Symbioselenkung (siehe dort). Meeraufenthalte. In

96

schweren Fällen ärztliche »Desensibilisierungsbehandlungen«.
Äußerlich: Japanisches Heilpflanzenöl. Keine schleimhautabschwellenden Mittel!

Akuter Kreuzschmerz, zumeist halbseitig. Häufig Ausstrahlung in die Beine oder in die Leistengegend. Gelegentlich auch verbunden mit Gefühllosigkeit, Kältegefühl oder Schwächegefühl in den Beinen. **Hexenschuß (Lumbago)**
*Ursachen:*
Kälteeinwirkung (Schwitzen und Zugluft). Überlastung der Rückenmuskulatur durch »Überheben« oder einseitige körperliche Tätigkeiten. Nervenwurzelquetschungen durch Bandscheibenverlagerungen (Vorwölbung, Vorfall).
*Maßnahmen:*
Akutes Stadium: Bettruhe. Kältepackungen (siehe dort). Infiltrationen mit Novocain oder Kochsalzlösung (Neuraltherapie). Manuelle Therapien – Massage, Fußreflexzonenbehandlungen, Akupunktmassagen, ärztlich durchgeführte Chirotherapie. Keine massive medikamentöse Schmerzstillung!
Beim Auftreten von schweren Lähmungserscheinungen sofortige Einweisung in ein Krankenhaus. Ev. chirurgische Intervention erforderlich!
Chronisches Stadium: Genaue klinische Klärung der Ursachen. Wärmeanwendungen (heiße Bäder, Infrarotbehandlungen, Dunstthermophor). Weiterhin verschiedene manuelle Therapien. Physiotherapien. Dehnungsgymnastik (siehe dort).

Übermäßige Verhornung der Haut an den Zehen und Fußballen. **Hühneraugen (Clavus)**
*Ursachen:*
Mechanische Reizung durch zu enges Schuhwerk. Veränderungen im Fußskelett (Hallux, Hammerzehe).
*Maßnahmen:*
Milchsäuretinktur und Salicylsäure (Apotheke) zu einem Brei mischen. Hühneraugenringpflaster anbringen, den Brei direkt auftragen und mit normalem Pflaster abdekken. Täglich wechseln, bis sich die Hornschichte unblutig ablöst. Ev. nach dieser Vorbehandlung von einem

Fachmann entfernen lassen. Bei wiederholtem Auftreten, regelmäßig Schöllkrautsaft oder Milchsäuretinktur auftragen. Mit Pflaster schützen.

**Impotenz (Impotentia coeundi)** Unfähigkeit des Mannes, den Geschlechtsverkehr zu vollziehen.
*Ursachen:*
Fast immer seelisch. Medikamenteneinfluß (Blutdruckmittel, Magensäureblocker, Fett- und Harnsäuresenker usw.). Schilddrüsenunterfunktion. »Altersschwäche«.
*Maßnahmen:*
Änderung der Lebensumstände. Medizinische Hypnose. Psychotraining. Eigenblutbehandlung. Ozon-Sauerstoffbehandlungen mit Aderlaß (Blutverdünnung). Ev. Medikamentenumstellung. Intensives körperliches Training.

**Insektenstich** Rötung. Schwellung. Juckreiz. Allergische Reaktionen. Nachfolgend manchmal Abszeßbildung.
*Ursachen:*
Stiche oder Bisse von Insekten oder Kerbtieren.
*Maßnahmen:*
Unterspritzen mit Novocain oder Kochsalzlösung (Neuraltherapie). Abreibungen mit Eiswürfeln. Auflagen von Zwiebelscheiben oder Heilerde (siehe dort). Antiallergische Maßnahmen (Antihistaminica, Cortison, Calcium).

**Katerstimmung** Depressive Verstimmung. Kopfschmerzen. Gesteigertes Schlafbedürfnis. Übelkeit. Vermehrtes Durstgefühl.
*Ursachen:*
Überdosis von Alkohol und/oder Nikotin. Schlafmangel.
*Maßnahmen:*
Trockenbürsten, Wechselduschen (siehe dort). Einnahme von AlkaSelzer oder Speisesoda. Mischung von starkem Bohnenkaffee, Zitronensaft und Honig. Bewegung an frischer Luft. Ausschlafen.

**Kinderkrankheiten** Da eine Einzeldarstellung den Rahmen dieses Buches sprengen würde, soll hier auf das Buch:
Dr. Karl GARTNER
GESUNDE KINDER
BILDBUCH Verlag, verwiesen werden.

Schmerzhafte Schwellung an der Knochenhaut.
*Ursachen:*
Mechanische Reizung durch zu enges Schuhwerk. Überbeanspruchung. Infektion nach Verletzungen oder Insektenstichen.
*Maßnahmen:*
Schonung des betroffenen Gliedes. Topfenwickel (siehe dort). Heilerdeumschläge. Kohlblattumschläge (siehe dort). In schweren Fällen Antibiotika.

**Knochenhaut-
entzündung
(Periostitis)**

Vielfältige Schmerzsymptome im Bereich des Kopfes und des Nackens.
*Ursachen:*
Muskelspannungen. Nervenreizungen. Innere und äußere »Vergiftungen«. Schmerzmittelmißbrauch. Alkohol- und Nikotinmißbrauch. Durchblutungsstörungen. Bluthochdruck. Kopftumoren.
*Maßnahmen:*
Richten sich nach den jeweiligen Ursachen. Sie sind einzeln im Rahmen dieser Auflistung dargestellt und auch dort zu ersehen. Im akuten Fall: Unbedingt Arzt konsultieren, wenn gleichzeitig schwere Übelkeit, Dauererbrechen, Krampfanfälle oder Ohnmacht auftreten.

**Kopfschmerzen
(Cephalea)**

Erweiterungen der Venen im Bereich der Unter- und Oberschenkel. Zumeist verbunden mit Schwellungen und Lymphstauungen an den Unterschenkeln und Füßen.
*Ursachen:*
Konstitutionelle Bindegewebsschwäche. Insuffizienz der Venenklappen. Berufe, die längerdauerndes Stehen erforderlich machen. Schwangerschaftsfolgen. Übergewicht.
*Maßnahmen:*
Richten sich nach den Ursachen. Tragen von Stützstrümpfen. In schweren Fällen medikamentöse Verödung oder operative Entfernung (»stripping«). Keine einengende Unterwäsche. Mehrmals während des Tages, Hochlagern der Beine (ca. 5 Minuten genügen jeweils). Nächtlich, leichtes Hochlagern der Beine. Thrombose-Vorbeugung. Ozon-Sauerstoffbehandlungen mit Aderlaß (Blutverdünnung). Einnahme von blutverdünnenden Mitteln in geringer Dosierung. Thrombosegefahr!

**Krampfadern
(Varicositas)**

**Kropf (Struma)** Diffuse oder knotige Vergrößerung und Verdickung der Schilddrüse. Schilddrüsenvergrößerung.
*Ursachen:*
Jodmangel-Syndrom, insbesondere in Gebirgsregionen. Entzündungen der Drüsenzellen. Erbliche Veranlagung.
*Maßnahmen:*
Milde Jodgaben (Lugol'sche Lösung – täglich 1 Tropfen auf unbestimmte Zeit). Bei nachgewiesener Unterfunktion zusätzliche Verabreichung von Schilddrüsenhormonen. In schweren Fällen, operative Entfernung von Teilen der Schilddrüse.

**Leberleiden (Hepathopathie)** Verdauungsschwäche. Übelkeit. Breiiger Stuhl. Gelbliche Verfärbung der Augenlederhaut und der Haut. Chronisches Hautjucken. Müdigkeit. Schlafstörungen. Unverträglichkeit von Fett.
*Ursachen:*
Ungenügende Produktion von Verdauungssäften. Infektiöse Entzündungen. Alkoholmißbrauch. Medikamentenmißbrauch. Übertriebene vegetarische Ernährung (»Gärungsdyspepsie«). Rückstau von Gallensäften durch Gallenblasenerkrankungen (siehe dort). Chronische Darmträgheit (»Rückvergiftung« aus dem Darm). Einwirkung chemischer Gifte.
*Maßnahmen:*
Richten sich nach den Ursachen. Im Zweifelsfall immer Arzt konsultieren! Regelmäßig warme Leberwickel (siehe dort). Colon-Hydro-Therapie (siehe dort). Darmregenerationskuren (siehe dort). Ölkuren (siehe dort). Milch-Semmel Kuren (siehe dort).
In schweren Fällen, Krankenhausbehandlung.

**Magenbeschwerden – akut (Gastritis acuta)** Kolikartige Oberbauchschmerzen. Heftige Übelkeit. Stoßartiges Erbrechen. Brennschmerz im Magen. Heftiges Sodbrennen.
*Ursachen:*
Akute Entzündung der Magenschleimhaut. Überproduktion von Magensäure. Magengeschwüre. Schwere Streßbelastung.
*Maßnahmen:*
Anfangs Einnahme von Magensäurehemmern und Spei-

100

sesoda. Kuren mit Kräuterteemischungen, Kartoffelsaft, Sauerkraut (siehe dort). Einnahme von Heilerde (bindet überschüssige Magensäure). Vegetarisch betonte Ernährung.

**Magenbeschwerden – chronisch (Gastritis chronica)**

Säuerliches Aufstoßen. Luftaufstoßen. Völlegefühl. Appetitlosigkeit. Insbesondere Widerwillen gegen Fleisch. Übler Mundgeruch und Mundgeschmack. Zeichen von Vitaminmangel. Zeichen von Eisenmangel. Anämie. Abwechselnd Verstopfung oder Durchfall. Gewichtsabnahme. Erschöpfungszustände.
*Ursachen:*
Magensäuremangel. Ansammlung von Gärprodukten im Magen, dadurch chronisch-entzündliche Reizung der Magenschleimhaut. Konstitutionelle Magenerweiterung. Falsche Ernährungsgewohnheiten – zu hastiges Essen, zu große Portionen auf einmal.
*Maßnahmen:*
Gründliches Kauen jedes Bissens. Mehrere kleine Mahlzeiten täglich. Einnahme von Magenbitterextrakten vor den Mahlzeiten. Reichliche Verwendung von Kräutern und Gewürzen. Dunstthermophor auf den Oberbauch. Nach den Mahlzeiten ca. $\frac{1}{2}$ Stunde auf die rechte Körperseite legen. Mit Bauchselbstmassage (siehe dort).

**Menstruationsbeschwerden (Dysmenorrhoe)**

Krampfartige Unterbauchschmerzen, zumeist mit Ausstrahlung in die Kreuzgegend. Unregelmäßige, zu starke oder zu schwache Blutungen. »Kreislaufstörungen« – Kribbeln in den Fingern und Zehen, Schwindel, Kopfschmerzen. Gereizte Stimmung. Die Beschwerden treten vor allem bei Mädchen in der Pubertät oder bei jungen Frauen auf.
*Ursachen:*
Störungen der Entwicklung der weiblichen Geschlechtsorgane im Rahmen der Pubertät. Hormonmangel-Syndrom. Eisenmangelanämie. Schilddrüsenüberfunktion.
*Maßnahmen:*
Periodische Östrogengaben. Eigenblutbehandlungen mit Eisen und Vitamin B12. Vor der Menstruation heiße Dunstwickel. Nach Eintritt der Menstruation kühle Auflagen.

**Milchmangel, Still-beschwerden**
Verringerte Milchbildung.
*Ursachen:*
Konstitutionelle Milchbildungsschwäche. Körperliche und seelische Überanstrengungen. Erschwerte Lebensumstände.
*Maßnahmen:*
Nach jedem Stillen völlige Entleerung der Brust – die Milchbildung wird dadurch angeregt. Hochwertige eiweiß- und vitalstoffreiche Ernährung. Sonnenbäder.

**Milchschorf**
Ekzem bei Säuglingen, vor allem im Bereich des Gesichtes und der Kopfhaut. Schuppend und nässend.
*Ursachen:*
Unverträglichkeit von Milcheiweiß. Konstitutionelle allergische Belastung. Latente Darminfektion (v. a. Pilze). Wurminfektionen.
*Maßnahmen:*
Befallene Hautstellen mit kaltem Wasser betupfen. Anlegen einer Stuhlkultur. Gezielte Infektionsbekämpfung. Darmfloraregeneration (»Symbioselenkung«). Wurmkuren.

**Mundgeruch, Mund-schleimhaut-entzündung (Stomatitis)**
Übler Mundgeruch. Entzündung und Rötung der Mundschleimhaut. Zungenbelag.
*Ursachen:*
Pilzinfektion der Mundhöhle und der restlichen Verdauungsschleimhäute. »Zahnherde«. Magenschleimhautentzündungen mit Untersäuerung.
*Maßnahmen:*
Kräuterbitterextrakte vor den Mahlzeiten. Genaue Untersuchung der Zähne und Zahnwurzeln. Verabreichung von Magensäure- und Enzympräparaten. Reichlich Gewürze und Kräuter. Gezielte Behandlung einer Infektion in der Mundhöhle.

**Muskel-krämpfe – der Skelett-muskulatur (Crampus, Spasmus)**
Krampfhaftes Zusammenziehen der Muskulatur. Tritt vor allem nachts und im Bereich der Waden und Füße auf.
*Ursachen:*
Elektrolytmangel. Überanstrengung. Alkoholmißbrauch. Medikamentenmißbrauch.
*Maßnahmen:*
Verabreichung von Kalium- und Magnesiumpräparaten.

Abends Fußwechselbäder. Wechsel der Bettstelle (»Geopathische Störzonen«). Systematische Kniebeugen mit Zehenstand.

Krampfartiges Zusammenziehen der Muskulatur im Bereich der Eingeweide. Oft verbunden mit Übelkeit, Erbrechen oder Durchfällen.
*Ursachen:*
Akute Infektion oder Entzündung in den Gedärmen.
*Maßnahmen:*
Genaue Klärung der Ursachen. Dunstthermophor (siehe dort). Salinische Darmberieselung. Colon-Hydro-Therapie (siehe dort).

**Muskelkrämpfe – der Eingeweidemuskulatur (Kolik)**

Dunkle abgegrenzte Flecken auf Haut oder Schleimhaut.
*Ursachen:*
Angeborene Neigung. Übertriebene Sonnenbestrahlung.
*Maßnahmen:*
Beobachtung, ob sich Veränderung zeigt – Vergrößerung, stärkere Pigmentierung, Jucken, Bluten. Nötigenfalls, operative Entfernung. Regelmäßige Einreibung mit Salicylspiritus 1%. Regelmäßige Einreibungen mit Olivenöl.

**Muttermal (Naevus pigmentosus)**

*Ursachen:*
Innere Verletzungen. Geschwüre der Nasenschleimhaut. »Geplatzte Adern«. Bluthochdruck. Nierenleiden. Blutandrang zum Kopf.
*Maßnahmen:*
Im akuten Stadium Zuhalten der Nase (mindestens 10 Minuten). Danach mit Wattestäbchen und Wasserstoffsuperoxid Nasenschleimhaut betupfen. Danach ein Tampon mit Wasserstoffsuperoxid einlegen. Eiskalte Nackenkompressen. Daumendruck in die Nackengrube unterhalb des Hinterhauptbeines.
Bei häufigem Auftreten genaue klinische Kontrolle. Notfalls Verätzung von Schleimhautgeschwüren.

**Nasenbluten (Epistaxis)**

Eitrige Entzündung der Kopfhöhlen (Kiefer-, Stirn- und Nasennebenhöhlen). Schmerzen (v. a. beim Kopfvorbeugen). Eitriges Sekret. Zahnschmerzen.

**Nebenhöhlenentzündung (Sinusitis)**

*Ursachen:*
Schleimhautentzündung mit Eitererregern. Grippefolgen. Zahnwurzeleiterungen (Granulome). Chronischer Schnupfen verschiedener Ursache.
*Maßnahmen:*
Kopfdampfbäder (siehe dort). Einträufeln von Japanischem Heilpflanzenöl. Eigenblutbehandlungen (siehe dort). Kopfbestrahlungen mit Infrarotlicht. In Extremfällen Punktionen. Sanierung von Zahnwurzelherden. In schweren Fällen, Antibiotikabehandlungen. Vorsicht: Gefahr von Hirnabszeß.

**Nervenleiden (Neurasthenie)** Neigung zu Nervenentzündungen. Nervosität. Erschöpfungsneigung. Schlafstörungen. Neigung zu Depressionen.
*Ursachen:*
Erbliche Veranlagung. Dauerstreß. Chronische Infektionen (nicht ausgeheilte Erkältungskrankheiten). Alkoholmißbrauch. Suchtmittelmißbrauch. Vitaminmangel-Syndrom.
*Maßnahmen:*
Aufklärung der Ursachen. Hochdosierte Verabreichung von Vitamin-B-Präparaten. Eigenblutbehandlungen (siehe dort). Psychotraining.

**Nierenentzündung (Nephritis, Glomerulonephritis)** Entzündung der Nierenzellen und/oder Nierenkanälchen. Fieber. Schmerzen im Nierenlager. Schwächezustände. Trüber Urin. Vermehrte Urinausscheidung.
*Ursachen:*
Erkältung. Eiterherd im Körper (z. B. Mandeln, Zähne). Rheumatische Entzündung. Harnstau durch Blasen- oder Prostataleiden. »Schwangerschaftsgestose«.
*Maßnahmen:*
Genaue Klärung der Ursachen. Abhärtungsmaßnahmen (Wechselduschen, Überwärmungsbäder – siehe dort). Trinkkuren (siehe dort).

**Nierensteine, -sand (Nephrolithiasis)** Ansammlung von kristallinen Substanzen in den Nierenkelchen und den ableitenden Harnwegen. Harnsäureüberschuß. Kolikartige Schmerzen in der Nierengegend, manchmal in Verbindung mit Leistenschmerzen. Blutiger Urin.

*Ursachen:*
Erbliche Veranlagung. Übermäßige Eiweißernährung, dadurch erhöhte Harnsäurespiegel im Blut.
*Maßnahmen:*
Überwiegend vegetarische Ernährung. Periodische Eiweißkarenz. Trinkkuren (siehe dort). Bei chronischem Auftreten operative Entfernung der Nierensteine.

Dauernde Geräusche im Ohr (Rauschen, Klingeln, Pochen). Halb- und beidseitiges Auftreten. Manchmal mit Schwindel.
*Ursachen:*
Krampfartige Verengung der zuführenden Arterien. Bluthochdruck. Bluteindickung. Blockierungen der Halswirbelsäule. Abgelaufene Innenohr- oder Mittelohrentzündungen.
*Maßnahmen:*
Chiropraktik der Halswirbelsäule. Ozon-Sauerstoff-Behandlungen mit Aderlaß (siehe dort). Neuraltherapie. Akupunktur. Halswirbelsäulen-Gymnastik (siehe dort).

**Ohrensausen (Tinnitus)**

Entzündungen im Bereich des Mittel- und Innenohres. Lokale Schmerzen. Kopfschmerzen. Fieber. Sekretabsonderungen aus dem Ohr.
*Ursachen:*
Infektion mit Eitererregern. Grippefolgen. Begleiterscheinung von Mandelentzündungen.
*Maßnahmen:*
Entzündungsbehandlung (allenfalls mit Antibiotika). Heiße Dunstauflagen. Infrarotbestrahlungen.
Vorsicht: Gefahr von Dauerschäden (Schwerhörigkeit, Ohrensausen) oder Gefahr von Hirnabszeß!

**Ohrenentzündung (Otitis)**

Müdigkeit. Gedächtnisschwäche. Persönlichkeitsveränderungen. Neigung zu Depressionen. Schlafstörungen.
*Ursachen:*
Folgen von Narkose und Blutverlust. »Seelische Einbrüche«.
*Maßnahmen:*
Ozon-Sauerstoff-Behandlungen (siehe dort). Systemati-

**Operationsfolgen**

sche Kreislaufatmung (siehe dort). Körperliches Training. Eisenbehandlung. Psychotraining.

**Prostataleiden (Prostatitis, Prostatahyperplasie)**
Druckgefühl im Unterbauch. Häufiger Harndrang, bei gleichzeitig geringer Entleerung. Im Extremfall totale Harnverhaltung. Sexualprobleme.
*Ursachen:*
Vergrößerung der Vorsteherdrüse. Entzündung und später Verhärtung bzw. Verkalkung der Drüsenzellen. Übergewicht.
*Maßnahmen:*
Kühle, später kalte Sitzbäder. Kürbiskern- oder Kürbiskernöl-Kuren (siehe dort). Gewichtsabnahme. In Extremfällen operative Entfernung von Teilen der Prostata.

**Raucherbein (Claudicatio intermittens)**
Schmerzen und Kältegefühl im Bein. Unfähigkeit, längere Strecken zu gehen. »Absterben« der Zehen und der umgebenden Gewebe.
*Ursachen:*
Fortgeschrittene Arterienverkalkung. Teilweiser Verschluß der Beinarterien. Übertriebenes Zigarettenrauchen. Zuckerkrankheit. Übergewicht mit langjähriger Erhöhung der Blutfettwerte (v. a. Cholesterin und LDL-Cholesterin).
*Maßnahmen:*
Vollständige Raucherkarenz! Ozon-Sauerstoff-Behandlungen (siehe dort). Ozonbegasungen. Vegetarisch betonte, fettarme Ernährung. Heiße Fußbäder mit medizinischer Schmierseife. Gezieltes Gehtraining trotz Schmerzen. Massage der Füße. Blutverdünnende Medikamente. Vorsicht: Herzinfarkt- und Schlaganfallgefahr!

**Reisekrankheiten**
Allgemeines Unwohlsein. Übelkeit. Erbrechen. Schweißausbrüche. Schlafstörungen. Thromboseneigung durch zu langes Sitzen.
*Ursachen:*
Überempfindlichkeit des Gleichgewichtsnervs auf Schwingungen von bewegten Verkehrsmitteln. »Vegetative Übererregbarkeit«.
*Maßnahmen:*
Übelkeit durch Kreislaufatmung »wegatmen«. Eiskalte

106

Erfrischungsgetränke. Einnahme von Honig. Scopol-
aminpräparate. Kaugummikauen (regt die Sekretion der
Verdauungssäfte an). Nur kleine Mahlzeiten essen. Mit
Alkohol getränkte Wattebauschen in die Ohren stecken.

Überproduktion von Schilddrüsenhormonen. Manchmal
Vermehrung und Verhärtung des Drüsengewebes (siehe
Kropf). Gewichtsabnahme. Nervosität. Beschleunigter
Puls. Haarausfall. Schlafstörungen.
*Ursachen:*
Erbliche Veranlagung. Jodmangel-Syndrom. Sonst unbe-
kannt.
*Maßnahmen:*
In akuten Phasen Heilerde- oder Topfenumschläge (siehe
dort). Verabreichung von elementarem Jod (1 Tropfen
Lugol'sche Lösung pro Tag). Keine Schilddrüsenhormo-
ne. Bei starker Kropfbildung operative Entfernung von
Teilen der Schilddrüse.

**Schilddrüsen-
überfunktion
(Hyperthyreose)**

Unterproduktion von Schilddrüsenhormonen. Gewichtszunahme. Müdigkeit. Wasseransammlungen im Gewebe. Fahle Haut. Seelische und geistige Trägheit. Verstop-
fungsneigung.
*Ursachen:*
Altersbedingte Erschöpfung der Schilddrüse. Jodmangel-
Syndrom.
*Maßnahmen:*
Verabreichung von Schilddrüsenhormonen unter ärztlicher Kontrolle. Zusätzlich milde Jodgaben (je 1 Tropfen
Lugol'sche Lösung pro Tag). Eigenblutbehandlungen (siehe dort). Sonnenbäder. Systematische körperliche Tätigkeit.

**Schilddrüsen-
unterfunktion
(Hypothyreose)**

Schwierigkeiten beim Einschlafen. Häufiges Aufwachen.
*Ursachen:*
Nervöse Spannungszustände. Seelische Schockzuistän-
de. Übermäßiger Genuß von Reizmitteln. Schwere
Mahlzeiten am Abend. Leberleiden. Medikamentenmiß-
brauch. Schilddrüsenüberfunktion.
*Maßnahmen:*
Ab Mittag kein Kaffee oder schwarzer Tee. Spätestens

**Schlaf-
störungen
(Insomnie)**

zwei Stunden vor dem Schlafengehen die letzte größere Mahlzeit. Psychotraining. Abendliches Tautreten (siehe dort). Abends kühl duschen und danach im Bett »nachdunsten«. Für Stuhlgang vor dem Schlafengehen sorgen (Einläufe). Keine heißen Getränke vor dem Schlafengehen. Bei nächtlichem Aufwachen, je 1 Teelöffel Speisesoda mit Wasser einnehmen (wirkt der nächtlichen »Säureflut« entgegen).

**Schlaganfall – Vorbeugung und Folgen (Apoplexie)** Verschluß eines Gehirngefäßes. Seltener Platzen eines Gefäßes. Sprachbeeinträchtigung. Sprachverlust. Lähmungen verschiedener Lokalisation und Intensität. *Ursachen:*
Bluteindickung. Bluthochdruck. Arterienverkalkung.
*Maßnahmen:*
Regelmäßiges Blutspenden oder Aderlässe. Ozon-Sauerstoff-Behandlungen. Verabreichung von blutverdünnenden Medikamenten. Regelmäßige Blutdruckkontrolle. Neuraltherapie. Vegetarisch betonte, eiweiß- und fettarme Ernährung (wirkt ebenfalls blutverdünnend).

**Schluckauf (Singultus)** Krampfartiges reflexartiges Zusammenziehen des Zwerchfelles. Manchmal zusätzliches Luftaufstoßen. *Ursachen:*
Zumeist unbekannt. Übermäßiger Genuß von Alkohol oder eiskalten Getränken. Zwerchfellbruch (Hiatushernie). Schädigung des Zwerchfellnervs. Extreme Magenerweiterung (Ptosis). Tumoren im Oberbauch. Blockierungen der Halswirbel.
*Maßnahmen:*
Im akuten Fall: Tiefatemübungen (siehe dort). Bauchselbstmassage (siehe dort). Speisesoda (1 gehäufter Teelöffel mit etwas Wasser). Schulterstand oder Kopfstand (siehe dort). Eine Mahlzeit essen.
Bei häufigem Auftreten: Genaue klinische Untersuchung der Oberbauchorgane. Chiropraktik der Halswirbelsäule. Neuraltherapie.

**Schuppenflechte (Psoriasis)** Chronisch verlaufende Hautkrankheit. Fleckförmig abgegrenzte Hautareale. Rötung. Starke Schuppung. Starker Juckreiz.

Auftreten vor allem an Ellbögen, Knien und Kopfhaut. Gelegentlich auch rheumaartige Gelenksentzündungen.
*Ursachen:*
Weitgehend unbekannt. Erbliche Veranlagung. Stoffwechselerkrankungen. Leberleiden.
*Maßnahmen:*
Fastenkuren. Streng vegetarische Ernährung. Sonnenbäder. Meeraufenthalte. Gezielte UV-Bestrahlungen. Verbreichung von Milchsäure (Espritin äußerlich und innerlich). Fumarsäuretherapie (siehe dort). Eigenblutbehandlungen (siehe dort). Meersalzbäder.

**Schwangerschaftsbeschwerden – akut (Gestose)**

Schwangerschaftserbrechen. Bluthochdurck. Ödembildung. Nierenbelastung.
*Ursachen:*
Stoffwechselüberlastung. Bauchspeicheldrüsenschwäche. Übergewicht. Zuckerkrankheit. Seelische Belastung.
*Maßnahmen:*
Vegetarisch betonte, eiweißarme Ernährung – baut die belastenden Eiweißspeicher im Körper ab. Schonende ärztlich kontrollierte Entwässerung. Salinische Darmberieselung (siehe dort). Hochdosierte Vitalstoffzufuhr. Maximale Gewichtszunahme während der Schwangerschaft 15 kg. Verabreichung von Verdauungsenzymen.

**Schwangerschaftsbeschwerden – chronisch**

Schwangerschaftsstreifen. Beinödeme. Krampfadernbildung. Übermäßige Gewichtszunahme.
*Ursachen:*
Kohlehydratreiche Ernährung. Bauchspeicheldrüsen-Überlastung. Bindegewebsschwäche.
*Maßnahmen:*
Kohlehydratarme Ernährung. Verabreichung von Verdauungsenzymen. Lymphdrainagen. Topfenwickel an den Beinen (siehe dort).

**Schweißbildung – übermäßig (Hyperhidrosis)**

Übermäßige Schweißabsonderungen, vor allem in den Achselhöhlen, an der Kopfhaut, an den Händen und Füßen. Nachtschweiß.
*Ursachen:*
Stoffwechselstörung. Kreislaufüberlastung. Seelische Be-

109

lastungen. Leberleiden. Buthochdruck. Schilddrüsenüberfunktion.
*Maßnahmen:*
Genaue Erforschung und Beseitigung der Ursachen. Psychotraining. Systematisches körperliches Training. Trokkenbürsten, Wechselduschen, Sauna, Dampfbad.

**Schwindel – akut (Morbus Meniere)** Drehschwindel – akut in Ruhelage oder bei plötzlicher Lageänderung. Brechreiz. Erbrechen. Durchfall. Herzjagen. Todesangst. Manchmal auch Hörstörungen – »Hörsturz«, Schwerhörigkeit.
*Ursachen:*
Blockierung der Halswirbelgelenke. Arterienverkalkung mit Durchblutungsstörungen im Innenohr. Krampfartige Verengung der Innenohrarterien. Virusinfektionen.
*Maßnahmen:*
Chiropraktik der Halswirbelsäule. Halswirbelgymnastik (siehe dort). Neuraltherapie. Akupunktur. Durchblutungsfördernde Medikamente. Ozon-Sauerstoff-Behandlungen.

**Schwindel – chronisch (Vertigo)** Gefühl kreisender Bewegungen des Körpers, zumeist unabhängig von der Körperlage. Gangunsicherheit. Gestörtes Orientierungsvermögen. Manchmal auch Kopfschmerzen, Ohrensausen und Sehstörungen.
*Ursachen:*
Verspannungen der Nackenmuskulatur. Alkoholmißbrauch. Medikamentenmißbrauch. Unterzuckerungs-Syndrom (siehe dort). Extrem hoher oder niederer Blutdruck.
*Maßnahmen:*
Erforschung und Bekämpfung der Ursachen. Intensive Nackenmassagen. Chiropraktik der Halswirbelsäule. Halswirbelgymnastik (siehe dort). Systematische Kreislaufatmung (siehe dort).

**Sehnenscheidenentzündung (Tendovaginitis)** Entzündliche Schwellung im Bereich der Muskelansätze. Bewegungsschmerzen. Später Knotenbildung und Verkalkungen im Entzündungsbereich. Bei weiterer Überlastung Schwellung, Rötung und völlige Bewegungseinschränkung.

110

*Ursachen:*
Mechanische Überlastung. Rheumatische Entzündung.
Verletzungsfolgen.
*Maßnahmen:*
Anfangs völlige Ruhigstellung. Kältepackungen, Topfen-
wickel, Heilerdeumschläge, Kohlblattumschläge (siehe
dort). Später längerdauernde Stütze des betroffenen Be-
reiches (Bandagen). Längerdauernde Schonung.

siehe Magenbeschwerden. **Sodbrennen**

Entzündliche Reizung der Oberhaut. Hautverbrennun- **Sonnenbrand**
gen verschiedenen Grades.
*Ursachen:*
Übermäßige Sonnenbestrahlung. Mangelnde Schutz-
maßnahmen.
*Maßnahmen:*
Im akuten Fall: Betupfen mit kaltem Wasser. Auflagen mit
verdünntem Obstessig. Auflagen mit Schlagobers oder
Sauerrahm. Bei schweren Verbrennungen: keine Selbst-
behandlung, unbedingt Hautarzt aufsuchen!

Akutes Absinken des Blutzuckerspiegels.»Kreislaufstö- **Unter-**
rungen«. Schwindel. Müdigkeit. Gesteigertes Schlafbe- **zuckerung**
dürfnis. Schweißausbrüche. Heißhunger nach Süßigkei- **(Hypoglykämie)**
ten.
*Ursachen:*
Anlagebedingte Überproduktion von Insulin. Kurzfristig
überhöhte Kohlehydratzufuhr.
*Maßnahmen:*
Im akuten Fall: Verabreichung von Bienenhonig. Zusätzliche Kreislaufmittel. Blutdruckkontrolle. Rückenlage,
mit erhöhten Beinen. Allgemein: Mehrere kleine Mahlzeiten täglich. Intensives körperliches Training.

Venenerweiterung, meist in Verbindung mit Lymphstau- **Venenleiden**
ungen in den Beinen. Schweregefühl. Hitzegefühl. Nei- **(Varicositas)**
gung zu Wadenkrämpfen und Entzündungen.
*Ursachen:*
Vererbte Bindegewebsschwäche. Übergewicht. Schwangerschaft.

*Maßnahmen:*
Milde stützende Maßnahmen (Stützstrümpfe, Bandagen). Lymphdrainagen. Topfenumschläge (siehe dort). In schweren Fällen Verödung oder operative Entfernung (»stripping«).

**Verdauungs-
schwäche
(Dyspepsie)**
Völlegefühl. Aufstoßen. Blähungen. Appetitlosigkeit. Unverträglichkeit von bestimmten Nahrungsmitteln (Fett, Vollkornprodukte, Rohkost).
*Ursachen:*
Mangel an Verdauungssäften aus Magen, Galle und Bauchspeicheldrüse. Zu üppige Mahlzeiten. Gärungs- und Fäulnisvorgänge.
*Maßnahmen:*
Darmreinigungskuren (siehe dort). Strenge Trennkost (siehe dort). Ausgiebiges Kauen jedes Bissens.

**Warzen
(Verrucae)**
siehe Hühneraugen.

**Wechseljahr-
beschwerden
(Klimakterium)**
Aufhören der Regelblutung. Unmotiviertes Schwitzen. Hitzewallungen. Angstgefühle. Depressionsneigung. Gewichtszunahme.
*Ursachen:*
Hormonale Umstellung bei Frauen ab dem 50. Lebensjahr. Nachlassen der Produktion von weiblichen Geschlechtshormonen.
*Maßnahmen:*
Milde Hormonsubstitution. Milde Jodgaben (je 1 Tropfen Lugol'sche Lösung pro Tag). Fastenkuren. Eigenblutbehandlungen (siehe dort).

**Wetter-
fühligkeit**
Kopfschmerzen. Kreislaufbeschwerden. Schwindel. Depressionen.
*Ursachen:*
»Vegetative Dystonie«. Anämie. Vitalstoffmangel. Schilddrüsenstörungen.
*Maßnahmen:*
Entsprechend den Ursachen. Abhärtung (Trockenbürsten, Wechselduschen). Eigenblutbehandlungen (siehe dort). Eisentherapie. Hochdosierte Vitalstoffzufuhr.

Zahnfleischentzündungen. Zahnfleischbluten. Locke-
rung der Zähne.
*Ursachen:*
Entzündung der gesamten Baucheingeweide. Chroni-
sche Infektionen der Mundhöhle. Zahnherde.
*Maßnahmen:*
Anlegen einer Stuhlkultur. Gezielte Bekämpfung einer
Infektion. Langfristige Regeneration der »Darmflora«
(siehe dort). Fastenkuren. »Symbioselenkung«.

**Zahnfleisch-
probleme
(Paradentose)**

Störung des Zuckerstoffwechsels. Durstgefühl. Hautjuk-
ken. Infektanfälligkeit. Kreislaufstörungen.
*Ursachen:*
Erbliche Schwäche der Bauchspeicheldrüse, Insulin zu
erzeugen (Diabetes juvenilis). Überlastung der Bauch-
speicheldrüse. Übergewicht. Fett- und kohlehydratreiche
Ernährung.
*Maßnahmen:*
Insulinsubstitution. Regelmäßige Fastenkuren! Energi-
sche Gewichtsabnahme.

**Zucker-
krankheit
(Diabetes
mellitus)**

Entzündung der Zungenoberfläche. Rötung. Brennschmerz. Unverträglichkeit von säurehältigen Nahrungsmitteln.
*Ursachen:*
Begleiterscheinung einer chronischen Gastritis (siehe
dort). Chronische Bauspeicheldrüsenentzündung (siehe
dort). Eisenmangelanämie. Magensäuremangel. Vitalstoffmangel (v. a. Vitamine der B-Gruppe).
*Maßnahmen:*
Genaue klinische Klärung der Ursachen. Maßnahmen
wie bei den oben genannten Grundleiden.

**Zungen-
brennen**

# Die besten Hausmittel

Wir leben im Zeitalter der Pillen und Pülverchen. Was uns auch immer plagt – Schmerzen, Schlaflosigkeit, Müdigkeit, Rheuma, Traurigkeit, Unlust, Freßlust, Appetitlosigkeit und so weiter – für alle Fälle hat die medizinische Wissenschaft ein Pülverchen parat.

Gerade in jüngster Zeit ist eines zu bemerken: Mit der stark ansteigenden Zahl von Medikamenten wächst die Abneigung der meisten Menschen gegen die Pillen und Pülverchen. Wir erwarten von unserem Körper, daß er möglichst perfekt funktioniert. Dies ist paradoxerweise immer dann der Fall, wenn wir nichts davon bemerken. Ein gut funktionierender Organismus funktioniert eben, basta, und gibt keine besonderen Signale. Auch das ist eine durchaus brauchbare Definition des Begriffes »Gesundheit«: Nämlich, wenn alles ohne besondere Auffälligkeiten funktioniert. Wenn wir essen, schlafen, atmen, verdauen, ohne dabei Probleme zu haben.

An dieser Stelle soll noch ein Faktor besonders hervorgehoben werden: die Lebensfreude! Gesundheit ist auf die Dauer nicht denkbar ohne Lebensfreude. Der »Wille zur Freude« ist gewissermaßen das übergeordnete Prinzip, das uns – auch wenn der Körper krank sein sollte – zu einem hohen Alter in weitgehender körperlicher Beschwerdefreiheit verhelfen kann. Eine der Voraussetzungen für einen andauernden Schmerz ist die Hinwendung, die direkte Konzentration auf diesen Schmerz. Wenn man es gelernt hat, sein Leben glücklich zu gestalten, den Willen zur Freude zu haben, dann wird jeder Schmerz – mit Ausnahme einer akuten Anfangsphase – besonders mild und kurz verlaufen. Um diese akute Anfangsphase des Schmerzes, um die damit verbundene Unpäßlichkeit geht es in diesem Kapitel.

Wenn wir den Schmerz und auch alle anderen Krankheitssymptome als Helfer unseres Körpers betrachten, die uns auf eine Störung der komplizierten Funktionsabläufe aufmerksam machen, so werden wir weitaus besser mit ihnen zurechtkommen. Wenn wir Schmerz und Krankheit als unsere Feinde ansehen, so werden wir in einen Teufelskreis gelangen, dem wir nur sehr schwer aus eigener Kraft entkommen können.

Krankheit wirft den Menschen auf sich zurück! Die in der Folge beschriebenen einfachen Gesundheitsvorsorgemaßnahmen sollen Ihnen helfen, bestimmte körperliche Randsymptome der Krankheit selbst zu behandeln; sie ersetzen aber keinesfalls die vorher beschriebene optimistische Grundeinstellung zu Ihrem Dasein und seinen naturnotwendigen Gegebenheiten!

Und noch einmal: Ohne Wille zur Freude, das heißt auch: ohne Wille zur Gesundheit, nützt alles nichts!

Im folgenden werden die wichtigsten und einfachsten Selbstbehandlungsmethoden dargestellt. Sie werden Ihnen dabei helfen, Ihre Gesundheit zu erhalten, Krankheiten in ihren jeweiligen Anfangsstadien zu heilen und bereits bestehende chronische Krankheiten zu lindern.

Zu den wichtigsten gesundheitserhaltenden Maßnahmen für den Hausgebrauch zählen jene, die uns helfen, Giftstoffe aus dem Körper auszuleiten.

## Entgiften über die Haut

Die Haut ist das größte Ausscheidungsorgan des menschlichen Körpers. Sie ist daher imstande, den mengenmäßig größten Anteil an Gift- und Schlackenstoffen zu eliminieren.

Man braucht dazu: Mehrere weiche Leinentücher unterschiedlicher Größe, Frotteehandtücher, kaltes oder warmes Wasser. **Der feuchte Wickel**

Praktische Durchführung: Die Anwendung erfolgt in der Regel um den Hals, den Brustkorb, den Bauch und das Becken.

Kaltes Wasser wird immer dann verwendet, wenn fiebrige Zustände oder Hitzegefühle in den entsprechenden Regionen vorherrschen.

Heißes Wasser wird verwendet, wenn der Patient fröstelt,

115

im Anfangsstadium einer fieberhaften Erkrankung oder bei kolikartigen Schmerzen in den Eingeweiden.

Man taucht das Leinentuch (in entsprechender Größe) in das Wasser, wringt es etwas aus und wickelt es um den Hals, die Brust, den Bauch oder das Becken. Darüber legt man ein oder mehrere Frotteetücher und wickelt den ganzen Körper des Patienten in mehrere Decken. Das Ganze soll mehrere Stunden belassen und täglich ein bis zweimal durchgeführt werden.

Anzuwenden bei: Grippalen Infekten, Bronchitis, Lungenentzündung (als Zusatzmaßnahme), Darmgrippe, Bauchkoliken, Menstruationsbeschwerden (kalte Bekkenwickel), Nieren-Blasen-Reizungen.

**Der Ganzkörperwickel**  Man braucht dazu: Zwei Leintücher, mehrere Decken, kaltes Wasser.

Praktische Durchführung: Man taucht ein Leintuch komplett in kaltes Wasser, wringt es etwas aus, breitet es auf ein Bett (eventuell dünne Kunststoffolie unterlegen), legt den Patienten darauf und wickelt ihn rasch ein; dann wird ein trockenes Leintuch über den Körper gebreitet und der Patient in mehrere Decken eng eingewickelt. Das anfängliche Kältegefühl schwindet bald und macht einer angenehmen Wärme Platz. Nach dreißig bis sechzig Minuten beginnt der Patient am ganzen Körper kräftig zu schwitzen. Zwei Stunden sollte man ihn so eingepackt liegen lassen. Danach soll der Patient kurz duschen (Vorsicht Kollapsgefahr – die Hilfsperson sollte immer beim Patienten bleiben) und danach einige Stunden nachdunsten.

Das Ganze kann noch durch die Verabreichung mehrerer Tassen heißen Kräutertee unterstützt werden.

Anzuwenden bei allen fieberhaften Erkrankungen zur Ableitung der Hitze über die Haut.

**Der Topfenwickel**  Man braucht dazu: Ein bis zwei Viertel Topfen (Quark), etwas Milch oder Wasser, Leinentücher unterschiedlicher Größe, Frotteehandtücher.

Praktische Durchführung: Die Anwendung erfolgt ähnlich wie beim feuchten Wickel. Man gibt den Topfen in eine Schüssel, mischt etwas Milch oder Wasser hinzu und verrührt das Ganze, bis eine relativ dünnflüssige Topfencreme entstanden ist. Dann streicht man das Gemisch auf ein Leinentuch (Größe je nach Körperregion), umwickelt die zu behandelnde Region zur Gänze, bedeckt alles mit ein oder mehreren Frotteehandtüchern und deckt den Patienten gut zu. Bei der Brust- und Bauchbehandlung legt man den fertigen Wickel auf ein Bett und darauf den Patienten. Wichtig ist, daß das Topfen-Milch-Gemisch eng an der Haut anliegt; bei Wadenwickel etwa umschließt man das Bein abschließend mit einer elastischen Binde.

Anzuwenden bei allen entzündlichen Erkrankungen (mit oder ohne Fieber), lokalen Entzündungsprozessen mit Eiterbildung (z. B. Abszeß, Venenschmerzen, Venenentzündungen, Lymphstauungen in den Beinen; rheumatischen Gelenksentzündungen; schlecht heilenden Wunden).

**Honig- und Zuckerauflagen**

Man braucht dazu: Dünnflüssigen Bienenhonig, Staubzucker, Leinentücher unterschiedlicher Größe.

Der Honig wird auf ein Leinentuch gestrichen und direkt auf die zu behandelnde Stelle aufgelegt. Oder: Staubzucker wird auf die Haut gestreut und das Ganze mit einem Leinentuch bedeckt. Man nimmt Honig oder Zucker je nach der zu behandelnden Körperstelle. Beide Methoden sind etwa gleich wirksam.

Anzuwenden bei schlecht heilenden Wunden (Honig und Staubzucker), übermäßiger Narbenbildung (Honig), Verstauchungen, Prellungen (Honig); Hautunreinheiten (Gesichtsmaske mit Honig); Hautgeschwüren, Unterschenkelgeschwüren (Honig oder Staubzucker). Es besteht keinerlei Gefahr einer Infektion, da beide Substanzen natürliche Desinfektionsmittel enthalten.

**Kohlblattauflagen**

Man braucht dazu: Die mittleren Blätter eines Grünkohl-Kopfes, Frotteehandtücher, elastische Binden.

Praktische Durchführung: Die Kohlblätter werden mit einer Flasche oder einem Nudelwalker weich gedrückt, stark vorragende Mittelrippen mit einem Messer gekappt. Danach werden die Kohlblätter im Backrohr trocken, bei mittlerer Hitze angewärmt, auf den entsprechenden Körperbereich aufgelegt und mit einem Handtuch bzw. einer elastischen Binde befestigt.

Anzuwenden bei lokalen Entzündungen, Gelenksschmerzen, Gelenksentzündungen, Venenschmerzen, Venenentzündungen, Lymphstauungen in den Beinen, Unterschenkelgeschwüren. Bei der Anwendung am Unterschenkel werden die Kohlblätter in Streifen geschnitten, dachziegelförmig übereinander aufgelegt und danach mit einer elastischen Binde befestigt.

Als alternative Möglichkeit können statt Kohl- auch Weißkrautblätter in der gleichen Form verwendet werden.

**Heilerde-, Lehm-, Urgesteinsmehlauflagen**

Man braucht dazu: Die genannten Substanzen (Apotheke, Reformhaus, Drogerien); Wasser, Speiseöl, Leinentücher unterschiedlicher Größe, Frotteehandtücher.

Praktische Durchführung: Die entsprechende Substanz mit Wasser oder Speiseöl anrühren, auf einem Leinentuch fingerdick verstreichen und auf die entsprechende Körperstelle auflegen; mit einem Frotteehandtuch abdecken und den Patienten warm einpacken.

Anzuwenden bei: siehe Topfenwickel.

**Der Ölfleck**

Man braucht dazu: Normales Speiseöl oder Schweineschmalz, Leinentücher unterschiedlicher Größe, Frotteehandtücher.

Praktische Durchführung: Eine entsprechende Menge Öl oder Schweineschmalz erhitzen bis zur Blasenbildung. Das Leinentuch vorsichtig eintauchen, abtropfen lassen, wenige Minuten zuwarten (das Öl kühlt rasch ab) und quer über die Vorderseite des Brustkorbes legen; ein Frotteehandtuch darüberbreiten und den Patienten gut zudecken. Anzuwenden bei: Bronchitis, Husten, Asthmabeschwerden. Der Ölfleck lindert rasch den Hustenreiz und erleichtert das Durchatmen. Öl und Schweineschmalz können auch unerhitzt zum Einreiben schmerzender Muskelpartien benutzt werden.

**Der Schmierseifenwickel**

Man braucht dazu: Medizinische Schmierseife (in der Apotheke besorgen), Leinentücher unterschiedlicher Größe.

Praktische Durchführung: Die Schmierseife wird über den schmerzenden Bereich bis zum Trockenwerden in die Haut eingerieben. Danach wird der entsprechende Bereich mit einem Leinentuch abgedeckt.
Anzuwenden bei: Rheumatischen Gelenkserkrankungen, Gelenksentzündungen, Gelenksschwellungen.

Man braucht dazu: Malefizöl nach Kneipp (in einer homöopathischen Apotheke besorgen), Verbandstoff, Heftpflaster, ein rauhes Tuch oder eine Nagelbürste, Watte. **Der Malefiz-ölwickel**
Praktische Durchführung: Die zu behandelnde Körperstelle wird mit einem rauhen Tuch oder einer Nagelbürste bis zur Rötung intensiv behandelt; danach wird das Öl mit einem Wattebausch aufgetragen und gründlich eingerieben; nun wird die gesamte Hautstelle mit Verbandstoff bedeckt und dieser mit Heftpflaster befestigt.
Vorsicht: Das Öl nicht in die Augen oder auf die Schleimhäute bringen, daher anschließend gründlichst die Hände waschen!
Anzuwenden bei lokalen, tief unter der Haut gelegenen Entzündungen – z. B. Mittelohrentzündungen (Anwendung hinter den Ohren), über Rheumaknoten, tiefen Abszessen.

## Entgiften über den Darm

Die regelmäßige gründliche Darmreinigung ist – wie schon früher erwähnt – eine der wirksamsten Gesundheitsvorsorgemaßnahmen überhaupt. Bei einer Vielfalt von Gesundheitsstörungen oder Erkrankungen stellt sie gewissermaßen eine Basisbehandlung zur Unterstützung aller anderen erforderlichen Therapiemaßnahmen dar.
Vor allem bei akuten Infektionserkrankungen (Grippe, Kinderkrankheiten, Lungenentzündungen usw.) ist sie eine unentbehrliche Hilfe zur raschen Abmilderung der Krankheitserscheinungen.

Man braucht dazu: Bittersalz oder Glaubersalz (Karlsbader Salz, in der Apotheke besorgen), Wasser oder Kräutertee (siehe auch Rezeptteil). **Die Darm-berieselung**

119

Praktische Durchführung: Morgens nüchtern oder jeweils eine Stunde vor den Mahlzeiten wird ein gestrichener Teelöffel Salz in $1/4$ l warmem Wasser bzw. Kräutertee aufgelöst und getrunken. Dann trinkt man $1/4$ l Wasser oder Kräutertee nach. Wenn nicht nach spätestens zwei oder drei Stunden dünnflüssiger Stuhlgang erfolgt ist, wiederholen Sie die Anwendung ein zweites Mal.

Die Salzdosis ist so zu wählen, daß nicht öfter als zwei- bis dreimal Stuhlgang erfolgt; länger dauernde Durchfälle sind zu vermeiden.

Anzuwenden bei fieberhaften Infektionskrankheiten und allen Magen- und Darmerkrankungen; die Salzbehandlung ist grundsätzlich auch bei Durchfällen möglich. Durchfälle signalisieren nämlich stets die beschleunigte Ausscheidung von Infektions- oder Giftstoffen aus dem Darm. Die Darmberieselung fördert diesen Ausscheidungsprozeß und bringt den Durchfall allmählich zum Stillstand. Bitte fragen Sie in jedem Fall den Arzt, wie lange Sie die Salzbehandlung durchführen sollen.

**Die Einlaufserie**

Man braucht dazu: Ein herkömmliches Einlaufgerät oder besser noch einen Enema (Glysopomp) – in der Apotheke besorgen.

Praktische Durchführung: Es wird so viel warmes Wasser in den Darm geleitet, bis starker Stuhldrang einsetzt; danach versucht man eventuell im Liegen das eingeleitete Wasser für einige Minuten zurückzuhalten. Danach wird die Toilette aufgesucht. Das Ganze wird so oft wiederholt, bis eine ausgiebige Stuhlentleerung erfolgt ist (drei- bis fünfmal).

Anzuwenden bei: siehe Darmberieselung.

Die Einlaufserie sollte man dann wählen, wenn die Einnahme des Darmreinigungssalzes aus irgendwelchen Gründen nicht möglich ist. Am Tag der Anwendung ist für reichliche Flüssigkeitszufuhr (ein bis zwei Liter Wasser, Mineralwasser oder Kräutertee) zu sorgen.

**Der Leberwickel**

Man braucht dazu: Zwei Wärmeflaschen (Thermophore), mehrere Frotteehandtücher.

Praktische Durchführung: Man füllt die beiden Wärmeflaschen mit heißem Wasser (je nach Verträglichkeit);

120

danach taucht man ein größeres Frotteehandtuch in warmes Wasser und wringt es etwas aus. Der Patient wird auf die linke Seite gelegt, das feuchte Handtuch auf die Lebergegend (rechter Oberbauch) quer von der Wirbelsäule bis zur Magengrube reichend, aufgelegt. Danach dreht sich der Patient auf den Rücken und plaziert die beiden Wärmeflaschen bauch- und rückenseits über der Lebergegend. Danach wird ein Handtuch darübergebreitet und der Patient zugedeckt.

Anzuwenden als Unterstützungsmaßnahme zur Darmreinigung. Die Anwendung sollte bei Neigung zu Gallenkoliken unterbleiben.

Es handelt sich dabei um eine althergebrachte Therapiemethode, die seit einigen Jahren in vereinfachter, modernisierter Form wieder zur Verfügung steht. Ziel der Behandlung ist die nachhaltige, tiefgreifende Reinigung des Dickdarmes.

**Die »Darmwäsche« – Colon-Hydro-Therapie**

Behandlungsablauf: Es wird mehrmals hintereinander warmes Wasser, in Art eines Einlaufes, in den Darm geleitet. Durch die unterstützende schonende Bauchmassage gelangt das Wasser auch in die höhergelegenen Dickdarmabschnitte. Zwischendurch wird in einem geschlossenen Kreislauf das verunreinigte Wasser wieder aus dem Darm ausgeleitet. Eigentliches Behandlungsziel ist die Lösung alter, verhärteter Stuhlreste von den Darmwänden, wodurch eine Regeneration der Schleimhäute ermöglicht wird. In zweiter Linie erstreckt sich diese Regeneration auch auf die Bakterienflora des Darmes (»Darmflora«). Die Colon-Hydro-Therapie stellt ein einfaches, schonendes Heilverfahren für den Darm dar. Sie kann jederzeit ambulant durchgeführt werden, ist völlig frei von schädigenden Nebenwirkungen und erfolgt ohne jegliche Geruchsbelästigung.

Indikationen:

◆ Darmträgheit, Darmschleimhautentzündungen (»Enteritis«, »Colitis«);

◆ Divertikelbildung im Dickdarm;

◆ Stoffwechselleiden (Diabetes, Erhöhung der Blutfette, Erhöhung der Harnsäure usw.);

◆ Lebererkrankungen (starke Entgiftungswirkung);

◆ Chronische Müdigkeit, »endogene« Depressionen;
◆ Allgemeine »Verschlackung« des Körpers (Hautkrankheiten, Allergien, Rheumatismus) usw.

Es ist im allgemeinen ratsam, die Behandlung anfangs mehrmals hintereinander durchzuführen (3–6mal innerhalb von 2–3 Wochen). Darüber hinaus empfiehlt sich in den meisten Fällen die gleichzeitige Durchführung einer Diätkur zur zusätzlichen Reinigung und Schonung des Verdauungsapparates. Anderenfalls erweist es sich als sehr günstig, am Vor-, am Behandlungs- und am Nachfolgetag, jeweils morgens nüchtern 1 Teelöffel Bittersalz, Glaubersalz oder Darmreinigungssalz (nach Dr. Gartner) in $1/4$ l Wasser einzunehmen, um eine gewisse Vorreinigung des Darmes zu bewerkstelligen.

Als Dauerbehandlung bzw. zur Behandlungswiederholung genügt in der Regel jeweils eine Einzelbehandlung in Abständen von mehreren Monaten.

## Entgiften über die Nieren

Unsere Nieren sind gewissermaßen Filteranlagen zur Reinigung des Blutes. Wir sollten aber immer wieder an die Reinigung der Nieren selbst denken. Wenn sich in den Nierenbecken bereits Sand oder Steine befinden, kann das äußerst unangenehme Reaktionen nach sich ziehen.

**Die Trinkkur** Man braucht dazu: Wasser, Mineralwasser, Kräutertee. Dieser Tee soll aus folgenden Kräutern gebraut werden: Goldrute, Petersiliensamen, Birkenblätter, Ehrenpreis, Hagebutten und Rosmarin.

In der Apotheke oder in der Kräuterhandlung läßt man sich nach diesem Rezept 100 g zu gleichen Teilen mischen. Zwei EL Teekräuter auf einen Liter Wasser kalt zustellen, aufkochen und ziehen lassen.

Praktische Durchführung: Man trinkt einfach $1^1/2$ bis 2 l Tee in möglichst kurzer Zeit, zum Beispiel im Laufe des Vormittags.

Anzuwenden bei Neigung zu Nierensand oder Nierensteinen, Nierenbeckenentzündungen, sämtlichen rheumatischen Erkrankungsformen.

122

Diese Anwendung sollte in Kurform jeweils mehrere Wochen hindurch durchgeführt werden. Die täglich zugeführte große Flüssigkeitsmenge bringt eine Verdünnung der über die Nieren ausgeschiedenen Mineralsalze mit sich und erleichtert auf diese Weise der Niere ihre Arbeit.

## Entgiften über die Lunge

Auch über die Lungen werden laufend größere Mengen an Schadstoffen nach außen befördert. Gerade heute im Zeitalter der Luftverschmutzung ist daher die richtige »Lungenhygiene« von größtem gesundheitserhaltendem Wert.

Man braucht dazu: Einen Topf mit heißem Wasser, Kochsalz, Meersalz oder Salbeitee; ein größeres Frotteehandtuch.
Praktische Durchführung: Man erhitzt ca. 1 l Wasser in einem Topf bis zum Sieden, gibt 4 EL Salz oder 2 gehäufte EL Salbeitee dazu und läßt es kurz kochen. Danach stellt man den Topf auf die Tischplatte, setzt sich davor, stülpt sich ein Handtuch über den Kopf, so daß der aufsteigende Dampf unter dem Handtuch bleibt. In dieser nicht gerade gemütlichen Stellung atmet man 20 bis 30 Minuten ruhig den Dampf ein, bis das Wasser abgekühlt ist. Der Dampf wird inhaliert und fördert die Ausscheidung der Nasen- und Rachenschleimhaut. Der Zweck ist dann erreicht, wenn die Ausscheidungen aus der Nase deutlich stärker werden. Anzuwenden bei Nasen-Rachen-Katarrh, Bronchitis, Asthmabeschwerden.

**Die Inhalation mit Kopfdampfbad**

## Einfache Atemtechniken

Wenn Sie an hohem oder niedrigem Blutdruck, an Angina pectoris, durchblutungsbedingten Konzentrationsstörungen und ähnlichem leiden, sollte Ihnen diese Atemtechnik zur lieben Gewohnheit werden. Sie haben damit eine Möglichkeit, mit diesen gesundheitlichen Problemen endgültig fertig zu werden.

**Heilatmung gegen Herz-Kreislauf-Beschwerden**

123

Praktische Durchführung: Man legt sich flach auf den Rücken, öffnet alle beengenden Kleidungsstücke und legt die Handflächen locker auf die Bauchdecke. Jetzt atmet man durch die Nase tief ein – so tief es geht – und danach mit gespitzten Lippen langsam wieder aus (wie wenn Sie eine Kerze ausblasen würden). Während der Ausatmungsphase zählt man im Geist so lange, bis die Ausatmung beendet ist. Versuchen Sie wirklich alle Luft herauszupressen. Danach beginnt der gleiche Vorgang von vorne und wird, pro Durchführung, etwa 20–30mal wiederholt.

Wenn Sie anfänglich wegen der ungewohnten Sauerstoffzufuhr Schwindelgefühle verspüren, so atmen Sie jeweils einige Zeit zwischen den verlängerten Atemzügen normal durch. Nach wenigen Tagen werden Sie bemerken, daß Ihnen die Tiefatmung keinerlei Schwierigkeiten mehr bereitet. Die Übung ist dann richtig, wenn die Ausatmungszeiten immer länger werden und sich schließlich bei einem individuellen Rhythmus einpendeln; Sie werden während des Ausatmens bis 30 oder gar bis 50 zählen können.

Diese Atemtechnik muß unbedingt täglich mehrere Monate lang ausgeführt werden, bevor ein sicherer Effekt zu erwarten ist. Dieser besteht darin, daß sich ein abnormer Blutdruck in den allermeisten Fällen normalisiert und harmonisiert; daß allfällige Herzschmerzen in Kürze auf Nimmerwiedersehen verschwinden und daß eine allgemeine körperliche und geistige Belebung stattfindet. Das Schreckgespenst Müdigkeit ist damit besiegt. Eine weitere Wirkungssteigerung dieser Atemtechnik ist nach entsprechendem Training dadurch möglich, daß nach dem tiefen Einatmen die Luft angehalten wird, solange es leicht geht. Anfangs sollte nur etwa jede fünfte Tiefatmung mit Luftanhalten erfolgen; später dann jeder vierte – dritte – zweite und schließlich jeder Atemzug für sich.

Zusammenfassung:
Rückenlage, enge Kleidung lockern, Handflächen auf die Bauchdecke legen; tief einatmen, Luft anhalten, die Luft mit gespitzten Lippen ausblasen, im Geist mitzählen. Zur weiteren Intensitätssteigerung kann bei jeder Ausatmung mit den Handflächen nachgedrückt werden.

Eine spezielle Atemtechnik zur Entlastung des Leber-
kreislaufes funktioniert folgendermaßen:

Sie legen sich wiederum auf den Rücken, atmen mehrmals tief aus und ein, wobei Sie darauf achten sollten,
daß wirklich alle Luft ausgestoßen wird. Nun unterbre-
chen Sie den Atemvorgang, wenn Sie die ganze Luft
herausgepreßt haben. Sie atmen nun nicht mehr ein,
sondern vollführen lediglich mit Ihrem Brustkorb die Ein-
atembewegung, das heißt, Sie machen Ihren Brustkorb
mehrmals möglichst weit und ziehen den Bauch maximal ein. Sie verbleiben in dieser Stellung und zählen im
Geiste bis zehn. Wichtig ist, daß Sie die Bauchdecke
möglichst mit voller Kraft einziehen und den Brustkorb
ausdehnen! Anschließend atmen Sie mehrere Atemzüge
normal. Das Ganze sollten Sie so oft wiederholen, bis Sie
eine intensive Wärme in Ihrem Körper spüren (ca.
10mal). Die Wirkung dieser Atemübungen in Ihrem Körper sind folgende: Durch das Einziehen der Bauchdecke
werden die im Bauchraum gesammelten Blutreserven
mobilisiert. Sie werden über die Pfortader durch die Leber und über die obere Hohlvene zum Herzen und in die
Lunge verlagert. Vor allem dann, wenn eine Bindegewebsschwäche vorliegt (schlaffe Bauchdecke, Schwangerschaftsstreifen, Hämorrhoiden, Krampfadern, Neigung zu Leistenbruch und ähnliches), sammelt sich im
Bauchraum ein relativ großes Blutvolumen, das dann
unter Umständen im Kopf beziehungsweise im Gehirn
fehlt – das verursacht Müdigkeit, geistige Leistungs-
schwäche, niederen Blutdruck und ähnliches. Durch
diese Atemtechnik wird zweierlei bewirkt: Einerseits eine
Entstauung der Leber, wodurch die Pumparbeit des Herzens erleichtert wird; andererseits eine Kräftigung der
Bauchdeckenmuskulatur – also ein strafferer Bauch.
Am besten ist es, wenn Sie beide Atemtechniken alter-
nierend anwenden.

## Selbstbehandlung des Bewegungsapparates

Wir liegen im Bett, sitzen beim Frühstück, sitzen im
Auto, sitzen am Schreibtisch, sitzen beim Essen, fahren

nach Hause, sitzen vor dem Fernseher, liegen im Bett. Und gerade durch diese generelle Bewegungsarmut sind Wirbelsäule und Gelenke besonderen Anforderungen ausgesetzt. Obwohl Sport und Fitneß in den vergangenen Jahren immer mehr propagiert werden, leidet der Durchschnittsbürger unter einem permanenten Bewegungsmangel. Die Wirbelsäule und Gelenke brauchen aber zur Aufrechterhaltung ihrer Funktion eine gewisse Mindestbeanspruchung durch systematische Bewegung. Unsere Trägheit bringt eine zunehmende Versteifung und Bewegungseinschränkung der besonders empfindlichen Strukturen, das sind vor allem die Wirbelgelenke und Bandscheiben.

Da aber nach den modernsten Erkenntnissen der Orthopädie und der Neurophysiologie die Funktion der Wirbelsäule sehr eng mit der Tätigkeit der inneren Organe verknüpft ist, kann eine Blockierung bestimmter Wirbelsäulenabschnitte mit die Ursache für Funktionsstörungen der verschiedensten inneren Organe sein. In diesem Sinne muß Ihnen ein täglicher Wirbelsäulenservice in Form systematisch gezielter Lockerungsübungen dringend ans Herz gelegt werden. Hier finden Sie eine Auswahl der einfachsten und wirkungsvollsten Methoden.

**Die Universal-Sauerstoffgymnastik**

Diese Gymnastik (nach Dr. Gartner) ist eine Kombination aus Tiefatmung und Anspannung der wichtigsten Muskelgruppen des Körpers. Sie ist für alle Altersstufen uneingeschränkt anwendbar.

Der Ablauf ist für jede einzelne Übung der gleiche: Sie begeben sich in Rückenlage, atmen tief ein – so tief Sie können –, halten die Luft an und spannen gleichzeitig die einzelnen Muskelgruppen nach dem unten erläuterten Schema an. Dabei zählen Sie in Gedanken bis zehn. Danach entspannen Sie wiederum und stoßen die Luft mit gespitzten Lippen aus (wie wenn Sie eine Kerze ausblasen würden). Die Anspannung der Muskulatur sollte mit äußerster Kraft und gleichbleibender Intensität erfolgen. Ein Beispiel: Sie befinden sich in Rückenlage – tief einatmen – Luft anhalten – beide Fäuste ballen – bis zehn zählen – Fäuste entspannen – Luft mit gespitzten Lippen ausstoßen.

Abfolge der Anspannungsübungen, die Sie nacheinander durchführen sollten: Beide Fäuste ballen – die Finger beider Hände spreizen – beide Handflächen gegen die Außenfläche Ihrer Oberschenkel pressen – beide Schultern hochziehen – beide Schulterblätter gegen die Unterlage pressen – den Hinterkopf gegen die Unterlage pressen – die Augenlider fest aufeinanderpressen – die Augen weit aufreißen – die Lippen fest aufeinanderpressen – die Mundwinkel auseinanderziehen – die Zähne fest zusammenbeißen – mit der Zunge gegen den Gaumen drücken – die Zehen nach unten drücken – die Zehen nach oben ziehen – die Fersen fest gegen die Unterlage pressen – die Knöchel gegeneinanderpressen – die Gesäßmuskeln fest anspannen – den Bauch einziehen – den Bauch herauswölben – die Bauchdecke anspannen.

Bemühen Sie sich, die Übungsfolge auswendig zu lernen. Dies geschieh am besten dadurch, daß Sie den Übungszyklus mehrmals zu zweit ausführen und sich gegenseitig die einzelnen Übungen vorsagen, so lange, bis sie Ihnen in Fleisch und Blut übergegangen sind.

Resultat einer korrekt durchgeführten Übungsabfolge ist stets eine äußerst angenehm empfundene Wärmeströmung durch den ganzen Körper, verbunden mit einem totalen Entspannungsgefühl. Achten Sie darauf, daß Sie nicht gleich aus der Rückenlage aufstehen, sondern dazwischen einige Minuten aufrecht sitzenbleiben, um den Kreislauf an die veränderte Situation anzupassen. Anfängliche Schwindelgefühle sind ohne Bedeutung; sie verlieren sich nach mehreren Übungszyklen von selbst.

Diese Gymnastikform verbindet alle Elemente der Bewegungstherapie – sie ist daher mit gutem Grund als universell zu bezeichnen.

**Schulterstand oder Kerze**

Der Mensch ist immer der Schwerkraft ausgesetzt. Das wird ihm aber nur dann bewußt, wenn seine eigenen Kräfte nachlassen. Ein Leben lang halten wir unseren Körper gegen die Schwerkraft aufrecht. Nimmt es da wunder, wenn man im Alter allmählich dem permanenten Einfluß dieser Kraft zu erliegen beginnt – was sich in einem allgemeinen Nachlassen der Spannung, einer Abnahme der Körpergröße, einem krummen Rücken be-

127

merkbar macht. Auch das Körperinnere zeigt im Lauf der Jahrzehnte gewisse nach unten weisende Tendenzen; das zeigt sich in Schwellungen der Beine, Eingeweidesenkungen, Absacken des Blutes in die untere Körperhälfte.

Im Durchschnitt verschlafen wir ein Drittel unseres Lebens, bringen also auch viel Zeit in der Horizontalen zu. Für die restlichen zwei Drittel, die wir aufrecht durchs Leben gehen, sind wir verpflichtet, unserem Körper nach allen Regeln der Kunst Erleichterung zu verschaffen. Es ist ganz einfach, der Schwerkraft ein Schnippchen zu schlagen: Wir sollten uns wenigstens für einige Minuten pro Tag auf den Kopf stellen. Und weil nicht jeder in der Lage ist, einen Kopfstand zu machen, versuchen wir es mit dem Schulterstand.

Praktische Durchführung: Sie legen eine doppelt zusammengefaltete Decke auf den Boden und sich selbst auf dem Rücken drauf. Dann versuchen Sie mit Unterstützung der auf dem Boden abgestützten Arme die Beine hochzustemmen und – zunächst mit abgewinkelten Knien – in der Waage zu halten. Ihre Hüften ruhen auf den Handflächen. Verbleiben Sie für einige Zeit in dieser Haltung, und beginnen Sie dann vorsichtig, Ihre Beine in den Knien zu strecken. Mit anfänglicher Unterstützung einer zweiten Person läßt sich diese Übung mühelos durchführen. Verbleiben Sie dann, solange es Ihnen angenehm ist, in dieser Position. Danach begeben Sie sich wieder in die Rückenlage und horchen in sich hinein. Das Resultat wird stets ein tief empfundenes Gefühl der allgemeinen Erleichterung sein, das Ihren Körper durchströmt. Machen Sie den Schulterstand täglich und nehmen Sie sich jedesmal ein bisserl mehr Zeit dazu. Vor allem dann, wenn Sie an Tätigkeiten herangehen, die Ihre geistige Kapazität beanspruchen, sollten Sie diese Übung nie mehr versäumen.

**Der Kopfstand**  Als Kind haben wir den Kopfstand problemlos beherrscht. Natürlich ist er schwieriger durchzuführen als der Schulterstand. Er ist eine der Basisübungen des *Hatha Yoga,* einem System mit uralter Tradition.

Praktische Durchführung: Sie legen die zusammengefaltete Decke mit ihrem Rand gegen ein freies Mauerstück in Ihrer Wohnung. Danach knien Sie sich vor der Decke auf den Boden, verschränken die Finger und legen Ihre Unterarme rechtwinkelig vor sich auf der Decke auf. Jetzt betten Sie Ihren Kopf in Ihre schalenförmig gewölbten Handflächen und verlagern Ihr Gewicht derart, daß Sie mit senkrechtem Oberkörper und nach Möglichkeit gestreckten Knien imstande sind, sich vollends in die Vertikale aufzuschwingen. Die Zehenspitzen berühren immer noch den Boden, Sie heben ein Bein langsam hoch und stoßen sich mit dem zweiten Bein leicht ab. Mit einiger Übung müßten Sie auf diese Weise in den Kopfstand gelangen, wobei Sie den Abstand zur Wand so wählen, daß Sie sich mit den Fersen an der Wand anlehnen und so die Balance halten können.

Nach einigem Training erübrigt sich diese Stütze von selbst, und Sie werden stabil, sicher und frei auf dem Kopf stehen. Auch diese Übung sollten Sie täglich regelmäßig mit zunehmender Zeitdauer durchführen.

Vorbehalte für die Durchführung des Schulter- bzw. Kopfstandes: Hoher Blutdruck, grüner Star (Augeninnendruckerhöhung), Mittelohrentzündungen, Kopfoperationen, Stirn- und Nasennebenhöhlen-Erkrankungen.

Als Faustregel gilt zudem, daß Sie nach durchgeführter Übung so lange waagrecht auf dem Boden liegen bleiben sollen, wie Sie vorher auf dem Kopf gestanden sind. So paßt sich Ihr Kreislaufsystem wieder an die veränderten Schwerkraftverhältnisse an.

**Die Tennisball-methode**

Nehmen Sie einen Tennisball zur Hand, legen Sie ihn auf den Boden und sich mit dem Rücken drauf. Sie werden einen mehr oder minder heftigen, stechenden Schmerz verspüren. Wenn Sie nun Ihren Rücken auf dem Ball auf und ab bewegen, werden Sie zudem feststellen, daß es außerordentlich starke Unterschiede in der Heftigkeit des Druckschmerzes gibt. Gleichzeitig haben Sie mit diesem Versuch eine Methode entdeckt, sich schnell und sicher, bei einer Vielzahl von banalen Rückenschmerzen zu helfen. Lassen Sie den Ball so lange auf die schmerzende Stelle einwirken, bis Sie von selbst ein Nachlassen des Schmerzes bemerken. Vor allem bei Beschwerden zwischen den Schulterblättern ist diese Technik sehr erfolgversprechend.

Eine zusätzliche Steigerung der schmerzlindernden Wirkung ist dadurch möglich, daß Sie – ähnlich wie vorher beschrieben – tief einatmen, die Luft anhalten, den Ball unter sich am entsprechenden Schmerzpunkt plazieren, bis zehn zählen und langsam ausatmen. Versuchen Sie dabei, dem Schmerz »entgegenzugehen«; Sie werden bemerken, daß hinterher der Schmerz einem muskelkaterartigem Druck gewichen ist. Außerordentlich positiv spricht die Region um die Gesäßmuskeln auf diese Methode an.

**Das Schrägbrett – die Pendelliege** Hier geht es darum, den Körper mit dem Kopf nach unten auf eine schiefe Ebene zu legen. Es genügt, wenn Sie einige Bücher übereinanderstapeln und ein Bügelbrett darauflegen. Oder Sie kaufen eine der modernen Pendelliegen, die sogar ein Aushängen des Körpers von schräg bis senkrecht ermöglichen. Ähnlich wie beim Schulter- bzw. Kopfstand geht es auch hier darum, den Organismus täglich für einige Minuten in umgekehrter Haltung der Schwerkraft auszusetzen. Die Beine werden entstaut, die Eingeweide rutschen nach oben, das Zwerchfell bewegt sich freier, der Kopf wird besser durchblutet.

Ich kann nur immer wieder darauf hinweisen: Das tut gut, das tut sehr gut! Versuchen Sie es, es wird sicher nicht beim Versuch bleiben!

## Ihr persönliches Gymnastikprogramm

Sie haben sich bis hierher schon sehr viel über Gesundheit erzählen lassen. Hoffentlich blieb es nicht nur beim Lesen, hoffentlich ist es mir immer wieder gelungen, Sie aus dem Fauteuil herauszulocken, Sie zu der einen oder anderen Übung zu verführen. Dann wird es Ihnen leichtfallen, das folgende Kapitel aktiv durchzuarbeiten.

**Spezialübungen für die Halswirbelsäule** Die Halswirbelsäule ist zugleich Träger und Dreher des Kopfes; sie ist der beweglichste Teil der gesamten Wirbelsäule und dadurch auch sehr anfällig für Funktionsstö-

130

rungen. Außerdem nimmt die Halswirbelsäule insofern eine Sonderstellung ein, als durch ihre Knochenkanäle zwei Arterien verlaufen, die die hintere Hälfte des Gehirns, die Augen und die Ohren mit Blut versorgen. Funktionsstörungen der Halswirbelsäule können daher weitreichende Folgen für die Konzentrationsfähigkeit, das Sehen, Hören und die Gleichgewichtsempfindung nach sich ziehen. Lassen Sie es erst gar nicht so weit kommen, bis Ihr Nacken steif wird und die damit verbundenen Beschwerden zu aktiven Bewegungsübungen zwingen. Vorbeugen ist auch hier wesentlich besser als heilen!

Setzen Sie sich mit rundem Rücken in einen Stuhl, verschränken Sie die Finger hinter Ihrem Kopf, lassen Sie den Kopf – beschwert durch das Gewicht der Arme – langsam vornübersinken, bis Sie ein ziehendes Gefühl entlang des ganzen Rückens verspüren. In dieser Haltung verbleiben Sie und zählen im Geist bis hundert. **Die Halswirbelsäulen-Dehnung**

Danach drehen Sie den Kopf schräg nach links, bis das ziehende Gefühl sich auf Ihrer rechten Rückenseite bemerkbar macht, und zählen abermals bis hundert. Schließlich führen Sie die Übung in der beschriebenen Form nach rechts durch, wobei Sie die linke Rückenseite spüren müssen. Abschließend führen Sie die Ausgangsübung – also gerade nach vorne unten – ein zweites Mal durch, zählen also insgesamt bis vierhundert. Sie haben mit dieser Technik eine Waffe in der Hand, die Ihnen einen Großteil von alltäglichen Beschwerden wie z. B. Hinterkopfschmerzen, Nackensteife, Schwindel, Gangunsicherheit, dumpfen Kopf und vieles andere mehr beseitigen hilft. Die Nackendehnung ist imstande, Ihnen augenblicklich einen klaren Kopf zu schaffen. Machen Sie die Probe aufs Exempel!

Dies ist eine Spezialübung zur Öffnung der vorher erwähnten Nacken-Kopf-Arterien. **Die Kopfnick-Übung**

Sie besteht ganz einfach darin, den Kopf aus der Senkrechten ruckartig nach vorne zu senken, wobei das Kinn kurz das Brustbein berühren sollte. Das können und sollen Sie mehrmals täglich 20mal hintereinander ausführen. Das ruckartige Vorneigen des Kopfes bedingt eine leichte Dehnung und damit Weitstellung der Nackenarterien; daraus resultiert ein Durchblutungsstoß in allen, von diesen Arterien versorgten Gebieten. Wichtig ist, daß Sie den Kopf immer nur bis zur Senkrechten heben und keinesfalls in den Nacken zurücklegen.

Diese Übung hat – und ich übertreibe nicht – nahezu wundersame Wirkungen auf Sehen, Hören und Gleichgewicht. Insoweit Schwachsichtigkeit und Schwerhörigkeit heilbar sind – durch diese Übung können Sie geheilt werden, auch wenn Sie sie jahrelang, täglich konsequent, ausführen müssen.

**Spezialübungen für die Brustwirbelsäule**

Der Bereich zwischen den Schulterblättern ist mindestens ebenso anfällig für Bewegungsstörungen und Blockierungen wie die Halswirbelsäule. Eine zusätzliche Komplikation erfährt diese Region dadurch, daß sie über bestimmte nervöse Reflexkreise mit dem Herzen in enger funktioneller Beziehung steht. Das heißt mit anderen Worten, daß eine blockierte Brustwirbelsäule unter Umständen Angina-pectoris-artige Herzschmerzen, verbunden mit gelegentlichen Rhythmusstörungen hervorrufen kann. Dieser Zustand wird mit dem Fachausdruck »Pseudoangina« charakterisiert und ist heute wesentlich häufiger, als man annehmen möchte. Ein weiteres, nicht minder unangenehmes Phänomen ist ein damit verbundener stechender Schmerz – wie mit einem Messer im Rücken – von hinten durch, nach vorne bis zum Brustbein.

Was kann man tun?

Die beste Methode ist die vorher beschriebene Tennisball-Selbstmassage.

Eine weitere sehr simple Möglichkeit ist es, sich einfach für mehrere Minuten an den Händen durchhängen zu lassen. Versuchen Sie, während des Hängens all Ihre Konzentration auf die Region zwischen Ihren Schulterblättern zu richten. Sie müssen förmlich spüren, wie die festgefügte Blockierung sich langsam löst. Wenn Sie öfter von derlei Unannehmlichkeiten geplagt werden, sollten Sie ein Eisenrohr wie eine Reckstange zwischen zwei Türfüllungen montieren. Es ist den Aufwand wert.

»Es ist ein Kreuz mit dem Kreuz!« Dieser Satz kommt nicht von ungefähr, ist doch die Lendenwirbelsäule doppelt belastet: Einerseits durch das Gewicht des Rumpfes, andererseits dadurch, daß dieses Gewicht gleichsam nach allen vier Himmelsrichtungen bewegt werden muß. Nimmt es da wunder, daß der Kreuzschmerz – nach dem Kopfschmerz – die häufigste Schmerzform überhaupt darstellt. Dem muß erst recht vorgebeugt werden!

**Spezialübungen für die Lendenwirbelsäule**

Legen Sie sich – wieder einmal – flach auf den Rücken; dann bitten Sie einen Helfer, einen ausreichend hohen Stuhl mit gepolsterter Sitzfläche neben Sie zu stellen. Sie legen dann Ihre Unterschenkel flach auf die Sitzfläche, und zwar derart, daß Ihr Becken mehrere Zentimeter Abstand vom Boden gewinnt und Ihre Kniekehlen auf dem Rand der gepolsterten Sitzfläche ruhen. Schließlich setzt sich Ihr Helfer einfach auf Ihre Unterschenkel. Ihr Unterkörper hängt also gleichsam frei in der Luft. Spüren Sie schon die Erleichterung? Allein diese Übung kann Sie vielleicht von Ihrem »Kreuz mit dem Kreuz« befreien. Und noch etwas: Geben Sie nicht zu früh auf! Auch hier zählt nicht die Intensität, sondern die Dauer.

**Die Becken-Hängelage**

Zweite Übung: Sie liegen nach wie vor auf dem Rücken; Ihr linkes Bein liegt gestreckt auf dem Boden, das rechte wird angehoben, im Knie gebeugt und mit beiden Händen – sanft wippend – gegen die linke Schulter gezogen. Danach wechseln Sie die Beinstellung und wiederholen beide Übungen mehrmals hintereinander.

Zwischendurch umfassen Sie beide, in den Knien gebeugten Beine mit den Händen und ziehen sie an sich heran, bis die Oberschenkel Ihre Brust berühren. Auch dabei kann Ihnen Ihr Partner hilfreich zur Seite stehen, indem er – über Ihnen stehend – mit seinen Händen ihren Druck unterstützt. Sie spüren wiederum ein Ziehen in der Rückenmuskulatur, vom Becken hinauf bis zu den Schulterblättern.

Eine der ältesten, heute weitgehend in Vergessenheit geratenen Übungen zur Kräftigung der gesamten Rückenmuskulatur ist der Vierfußgang.
Sie begeben sich auf alle viere und bewegen sich durch

**Der Vierfußgang**

den Raum, möglichst weit ausholend, vor und zurück. So einfach sich das auch anhören mag, Sie werden feststellen, daß Ihnen diese Übungstechnik in kürzester Zeit den Schweiß aus den Poren treiben wird. Übertreiben Sie daher nicht, auch wenn es Ihnen anfangs gar nicht schwerfallen sollte, auf allen vieren herumzukriechen. Wichtig ist, daß Sie mit Ihren Händen möglichst weit nach vorne und dann wiederum nach hinten ausholen.

**Hilfen für die Gelenke**

Unsere Gelenke haben zwei einander eigentlich widersprechende Aufgaben: Sie verbinden zwei starre Achsen miteinander, sollen einerseits eine feste Verbindung bilden, andererseits aber ganz locker und beweglich sein. Diese einander entgegengesetzten Funktionsabläufe ermöglicht die Muskulatur. Die Muskeln bieten den Gelenken zusätzlich Halt und sind gleichzeitig die Motoren für die verschiedenen Bewegungsabläufe.

Der Zustand der Gelenke ist daher sehr stark vom Spannungszustand der Muskulatur abhängig. Das kann so weit führen, daß ein Gelenk durch die umschließende Muskulatur völlig lahmgelegt wird. Das Gelenk seinerseits muß aber, um funktionstüchtig zu bleiben, immer wieder bewegt werden. Die empfindlichen Gelenkhäute, welche ja die Gelenksschmiere absondern, neigen im Falle eines langandauernden Bewegungsmangels dazu, ihre Tätigkeit einzustellen – das Gelenk trocknet gleichsam von innen her aus. Ein Mangel an Gelenksschmiere äußert sich frühzeitig in bestimmten charakteristischen Geräuschen, wie Knistern, Knacken, Reiben.

Wenn Sie dies an sich bemerken, ist es höchste Zeit für Sie, körperlich aktiv zu werden.

Überprüfen Sie von Zeit zu Zeit die Beweglichkeit Ihrer Gelenke. Testen Sie ganz einfach jedes einzelne Gelenk unter Ausschöpfung des gesamten Bewegungsspielraums durch. Jeder Bewegungsschmerz, jedes Bewegungsgeräusch, jede Seitenungleichheit ist bereits ein Hinweis auf eine beginnende Funktionsstörung. Im Fall des Falles sollten Sie alles unternehmen – die in der Folge geschilderten Maßnahmen sind Beispiele dafür –, um die Durchblutung rund um das Gelenk zu verbessern.

Eine für den Hausgebrauch hervorragend geeignete Methode, müde Gelenke wieder funktionstüchtig zu machen.

**Die Thermophormethode**

Sie brauchen dazu: ein bis zwei Thermophore, Frotteehandtücher unterschiedlicher Größe, heißes Wasser.

Praktische Durchführung: Sie füllen beide Thermophore mit heißem Wasser; tauchen ein Handtuch in warmes Wasser, wringen es leicht aus und legen es, eng anliegend, auf das zu behandelnde Gelenk. Danach plazieren Sie – oder ein Helfer – die beiden Thermophore jeweils an der Vorder- und Hinterseite des Körpers, wobei das Gelenk dazwischen zu liegen kommt. Zur besseren Wärmeeinwirkung bedecken Sie die gesamte Region noch mit einem trockenen Handtuch und wickeln sich in mehrere Decken. Das Ganze belassen Sie etwa eine Stunde. Zwischen beiden Thermophoren entwickelt sich ein Wärmestau, der in dem Gelenksbereich zu einer starken Durchblutung führt. Die Feuchtigkeit des Handtuchs bewirkt eine Öffnung der Hautporen und damit ein leichteres Eindringen der Wärme in den Körper.

Diese Dunst-Thermophor-Methode kann praktisch an jeder beliebigen Stelle des Körpers angewendet werden. Besonders wertvoll ist sie auch – über dem Oberbauch angewendet – als Unterstützungsmaßnahme bei Fastenkuren und anderen Behandlungen des Magen-Darm-Traktes.

Ein Tip am Rande: Ein Dunstthermophor im Nacken hilft nahezu bei jeder Form von Kopfschmerzen!

Wo Wärme nicht hilft, da hilft Kälte! Die immer wieder gestellte Frage im Zusammenhang mit der Behandlung von rheumatischen Schmerzzuständen ist: »Soll ich warm halten oder nicht?« Eine in jedem Fall gültige Antwort gibt es nicht. Nicht jeder Mensch reagiert gleich, deshalb muß in diesem Fall jeweils die Probe aufs Exempel gemacht werden. In soundso vielen Fällen wirkt Kälte – streng lokal angewendet – besser oder zumindest ebenso gut wie Wärme.

**Die Kältepackung**

Sie brauchen dazu: Kochsalz, Wasser, Frotteehandtücher.

Praktische Durchführung: Man stellt eine gesättigte Salzlösung her, das heißt, man gibt unter ständigem Rühren in einen Liter Wasser so viel Salz hinein, bis ein Bodensatz stehen bleibt. Danach taucht man ein Handtuch in die Salzlösung, wringt es etwas aus, faltet es mehrfach zusammen und legt es in die Tiefkühltruhe bzw. in das Gefrierfach des Eiskastens. Wenn das Handtuch steif gefroren ist, nimmt man es heraus, formt es um das zu behandelnde Gelenk, so daß es eng anliegt. Diese Pakkung beläßt man so lange, bis nach einem anfänglichen Kältegefühl subjektiv Wärme in dem betreffenden Gelenk empfunden wird. Wenn dieser Zeitpunkt versäumt wird (es dauert meist 2 bis 3 Minuten), kann es zu einer Unterkühlung und zusätzlichen Versteifung des Gelenkes kommen.

Die oberflächliche Kälteeinwirkung erzeugt in der Tiefe – gleichsam als Gegenregulation – eine Öffnung der Gefäße und dadurch wieder eine deutliche Durchblutungsverbesserung. Die Gefahr des Verkühlens besteht nur dann, wenn der Körper nicht ausreichend warm eingepackt wird, und die Packung zu lange belassen wird.

**Die Selbstmassage**

Jeder Mensch verfügt über ein außerordentlich effektives therapeutisches Instrument: seine Hände. Die Hand ist nicht nur unser Werkzeug für die alltäglichen Verrichtungen, sondern gleichzeitig ein feinnerviges, hochsensibles Sende- und Empfangsgerät zur Übertragung von elektromagnetischen Energien. Die Hand ist die am reichlichsten mit Nervenfasern versorgte Region des Körpers. Wenn Sie irgendwo einen Schmerz verspüren, legen Sie instinktiv Ihre Hand auf die schmerzende Stelle. Wenn Ihr Kind weint, streicheln Sie es mit der Hand über den Kopf. Wenn ein Mensch traurig ist, legen Sie ihm Ihre Hand auf die Schulter. In den meisten Fällen wird der nähere Kontakt von Mensch zu Mensch mit einem Handschlag besiegelt. All das dient zum Austausch von Energie von Körper zu Körper, über deren Natur sich die Wissenschaft bis heute nicht im klaren ist.

Das soll uns nicht weiter stören. Wir wollen ja keine Geheimnisse ergründen, wir wollen uns und anderen Menschen helfen können. Unsere Hände sind ein erstklassiges Werkzeug dafür.

Unter normalen Umständen kann die Massage des eigenen Körpers mit den Händen ohne weiteres Hilfsmittel durchgeführt werden. Bei sehr trockener, empfindlicher Haut verwenden Sie als Gleitmittel einfach eine Hautpflegecreme. Die Massage kann im Sitzen oder Stehen durchgeführt werden.

**Praxis der Selbstmassage**

*Kopf und Nacken*

◆ Die Massage des Nackens erfolgt am besten, indem Sie mit den Fingerspitzen mit kreisenden Druckbewegungen vom Schultergelenk den oberen Schulterrand und die seitliche Nackenmuskulatur aufwärts bis zum Hinterhauptbein massieren. Sie führen diesen Griff jeweils gegenseitig, also mit der linken Hand die rechte Seite und umgekehrt, durch.

◆ Die zweite Möglichkeit: Sie massieren gleichseitig – also mit der rechten Hand die rechte Seite, mit der linken Hand die linke Seite – die Nackenpartie mehrmals kräftig auf- und abwärts. Achten Sie darauf, daß Sie die Halsvorderseite von der Massage aussparen; hier befinden sich Gefäß-Nervenstränge, die durch eine Druckmanipulation gereizt werden könnten.

◆ Suchen Sie nun mit Ihren Fingerspitzen nach etwaigen Schmerzpunkten an der Schädeldecke. Sie werden solche fast immer entlang des Randes des Hinterhauptbeines bis zu der Region hinter den Ohren finden. Drücken Sie jeden einzelnen Schmerzpunkt entweder mit den Fingerspitzen oder gezielt mit den Daumenkuppen kräftig durch. Vor allem jene Punkte sind wichtig, die auf den Druck hin einen ausstrahlenden Schmerz oder ein flächiges Spannungsgefühl vermitteln. Behandeln Sie diese Punkte so lange, bis der Schmerz verschwunden ist.

◆ In der gleichen Art verfahren Sie an Stirn, Schläfen, Nasenwurzeln und im Gesicht.

◆ Die Kopfbehandlung schließen Sie mit dem schon früher beschriebenen Ohrenreiberl ab. Schonen Sie sich dabei nicht, und kneten Sie beide Ohrmuscheln kräftig durch. Das nachfolgende Belebungsgefühl wird Sie entlohnen.

◆ Ein Spezialgriff mit überraschenden Folgewirkungen

137

**Selbstmassage** ist die Massage der Kaumuskulatur. Über eine Reihe von Nervenreflexen steht die Spannung des Kaumuskels in engem Zusammenhang mit dem Spannungszustand der Nacken- und der übrigen Rückenmuskulatur. So kann etwa eine Fehlstellung der Kiefergelenke höchst unangenehme, schwer zu behandelnde Rückenbeschwerden hervorrufen. Die Entkrampfung der Kaumuskulatur bringt daher in manchen Fällen eine nahezu sensationelle Entkrampfung bestimmter Rückenpartien mit sich.

*Brust und Arme*
◆ Scheuen Sie sich nicht, auch Schulter-, Ellbogen- und Handgelenke gegenseitig zu massieren. Nicht ratsam ist dies lediglich bei akuten Entzündungsprozessen in diesen Bereichen. Vor allem die Hinterseite des Schultergelenkes und die Außenseite des Ellenbogens (Tennisarm) sind wichtige Regionen, die auf Massagen sehr gut ansprechen.
◆ Tasten Sie dann und wann Ihren Brustkorb – vor allem die Vorderseite – nach Schmerzpunkten ab. Es wird Ihnen höchstwahrscheinlich auffallen, daß das Brustbein und seine Randbereiche besonders druckschmerzempfindlich sind.
◆ Drücken Sie auch jede einzelne Zwischenrippenzone – vor allem über dem Herzen – mit Daumen oder einzelnen Fingerspitzen ab. Man kann auf diese Weise tatsächlich leichte Angina-pectoris-Zustände und andere Herzbeschwerden wegmassieren. Ausgespart von der Massage sollte die Grube oberhalb der Schlüsselbeine bleiben, weil sich unmittelbar darunter ein großes Nervengeflecht, das den Arm versorgt, befindet.

*Bauch*
◆ Eine hervorragende Methode, nahezu sämtliche Formen von Magenbeschwerden selbst zu behandeln, ist der Zweihandgriff: Sie drücken vorsichtig mit den Fingerkuppen beidhändig tief in die Magengrube. So abenteuerlich dies auch erscheinen mag, Sie werden hinterher sofort eine angenehm sich ausbreitende

138

Wärmeempfindung im ganzen Oberbauchbereich **Selbstmassage**
verspüren. Dies beruht auf der Anregung des »Son-
nengeflechtes« – des obersten nervlichen Befehlszen-
trums für den gesamten Bauchraum.

◆ Streichen Sie dann mit beiden Handflächen abwechselnd vom Brustbein bis zum Schambein über die
Bauchdecke abwärts. Der Druck der Handflächen
bzw. Handkanten sollte so gewählt werden, daß keine
unangenehmen Schmerzempfindungen auftreten, daß
allerdings die Bauchdecke sehr wohl nach innen weg-
gedrückt wird.

◆ Streichen Sie dann mit den Fingerinnenflächen in kleinen Kreisen im Uhrzeigersinn um den Nabel (ca.
20mal) – Sie »tonisieren« damit den Dünndarm.

◆ Den gleichen Griff führen Sie nun in großen Kreisen
im Uhrzeigersinn rund um den Nabel, damit wird Ihr
Dickdarm zu vermehrter Tätigkeit angeregt.

◆ Ein sehr brauchbarer Griff zur Zusatzbehandlung der
chronischen Verstopfung besteht darin, daß Sie – ähnlich wie über der Magengrube – mit den Fingerspitzen
einen tiefen Druck auf die linke Unterbauchregion
ausführen. Drücken Sie vorsichtig neben der linken
Beckenschaufel in die Tiefe, bis Sie einen Widerstand
spüren. Bei der chronischen Verstopfung ist dieser
Darmabschnitt meist prall mit Stuhlmassen gefüllt. Sobald Sie diesen Griff gesetzt haben, üben Sie in der
Tiefe kleine kreisende Druckbewegungen aus. Nicht
selten entsteht bald darauf unwiderstehlicher Stuhldrang, und Sie haben den Zweck dieser Übung erfüllt.

*Rücken*
Naturgemäß ist der Rücken bzw. die Wirbelsäule der
Selbstmassage nur erschwert zugänglich.

◆ Am besten eignet sich folgende Methode: Sie walken
mit den Fingerknöcheln den Rückenstreckermuskel
(Muskelwulst beiderseits der Wirbelsäule), so weit er
Ihnen erreichbar ist, kräftig durch. Auch hier ist es
wichtig, besonders schmerzhafte Bereiche besonders
intensiv zu behandeln.

◆ Eine weitere Möglichkeit besteht darin, sich auf den
Rücken zu legen und beiderseits jeweils die zur Faust

139

**Selbstmassage**

geballte Hand unterzuschieben (siehe auch Tennisballmethode) und den Druck der Faust auf die schmerzhaften Regionen mehrere Minuten einwirken zu lassen.

◆ Sehr brauchbar ist diese Methode auch zur Behandlung der Gesäßmuskulatur. Hier befinden sich in der Tiefe sogenannte Reflexzonen der Bauchorgane. Der suchende Druck der Faust hilft in den meisten Fällen, walzenförmig verhärtete Muskelzüge in der Tiefe der Gesäßmuskulatur ausfindig zu machen. Ein Entspannungsgefühl im gesamten Unterbauch ist die Folge.

◆ Die Gesäßregion und das Hüftgelenk sind auch mit den Fingerspitzen gut zu erreichen. Sie können diese Griffe auch im Stehen anbringen. Dabei sollten Sie das zu behandelnde Bein entlasten. Die Massage der Gesäßregion wirkt sich indirekt lösend auf den Rückenbereich aus.

◆ Kniegelenke und Knöchel sind der Selbstmassage ebenfalls sehr leicht zugänglich. Wichtig ist, daß bei starken Krampfadern, geschwollenen Füßen und Kniegelenksschwellungen die Beine nur mit zarten Aufwärtsstrichen behandelt werden dürfen. Das gleiche gilt für die Waden.

# Natürliche Heilprogramme
# »Aktive Gesundheitsvorsorge«

Die in der Folge beschriebenen »natürlichen Heilpro-gramme« – die meisten von ihnen sind sehr einfach zu Hause durchzuführen – stellen allesamt wertvolle Hilfen für die Aufrechterhaltung bzw. Wiedererlangung einer möglichst stabilen Gesundheit dar. Sie verbessern damit nachhaltig Ihre individuelle körperliche Konstitution. Suchen Sie sich eine Methode aus, oder – noch besser – führen Sie mehrere von ihnen immer wieder wechsel-weise durch! Sie betreiben damit »aktive Gesundheits-vorsorge« in Reinkultur. Viel Erfolg!

## Abhärten – so lautet die Devise

Es sollte kein Tag vergehen, an dem Sie nicht die Kombi-nation Trockenbürsten – Wechselduschen – Nachdun-sten Ihrem Körper zugute kommen lassen! Jeder Wechsel zwischen trocken und feucht, sowie heiß und kalt, stellt einen außerordentlich positiven Stimulus für sämtliche Funktionen Ihrer Haut dar. Und die Haut ist schließlich das mit Abstand größte Ausscheidungsorgan unseres Kör-pers. | **Trockenbürsten**

*Praktische Durchführung:*
Am Morgen, nach dem Aufstehen, den gesamten Körper mit einer Saunabürste oder einem Luffa-Handschuh kräf-tig von den Füßen bis zum Kopf bürsten. Die Unter-schenkel sollten eher schonend behandelt werden, ins-besondere wenn Krampfadern oder Beinschwellungen bestehen.
Danach: Wechselduschen.

*Praktische Durchführung:* | **Wechselduschen**
Den Körper zuerst längere Zeit warm-heiß duschen, bis

141

eine gründliche Durchwärmung eingetreten ist. Danach, wiederum von den Füßen aufwärts bis zum Kopf, kühl nachduschen. Nach mehrmaliger Durchführung kann die Wassertemperatur auf kalt abgesenkt werden. Danach: Nachdunsten.

**»Nachdunsten«** Eine etwas eigenartige, nicht zu unterschätzende Ergänzung zu den vorher erwähnten Tätigkeiten stellt das »Nachdunsten« dar. Es besteht darin, daß Sie den nassen Körper für einige Minuten vor dem offenen Fenster der frischen Luft aussetzen, bevor Sie ihn abtrocknen. Dieses Abtrocknen sollte wiederum relativ kräftig erfolgen, worauf sich mit Sicherheit ein wohliges Wärmegefühl einstellen wird! Verkühlungsgefahr ist dabei mit Sicherheit nicht gegeben, vielmehr wird der Körper dadurch – wie schon erwähnt – in optimaler Weise »abgehärtet«!
Alle diese Maßnahmen könnte man auch unter dem Titel »Kneipp-Kur zu Hause« verstehen.

**Das Überwärmungs-bad** »Gib mir ein Mittel, um Fieber zu erzeugen, und ich heile dir jede Krankheit« lautet ein Satz aus der griechischen Medizin. Und tatsächlich steigert jede Temperaturerhöhung im Körper die allgemeine Abwehrbereitschaft gegen Infektionserreger und wirkt nachhaltig stimulierend auf sämtliche Kreislauf- und Stoffwechselprozesse.
Ein regelmäßig in mehrwöchentlichen Abständen durchgeführtes Überwärmungsbad muß daher als generelle Gesundheitsvorsorgemaßnahme allererster Ordnung angesehen werden.

*Praktische Durchführung:*
Sie brauchen dazu: Eine Badewanne. Heißes Wasser. Eine Saunabürste. Einen Liter kreislaufstärkenden Tee (Weißdorn, Rosmarin, Lindenblüten zu gleichen Teilen). Ein Fieberthermometer. Eine Person, die auf Sie aufpaßt. Ein gut durchlüftetes Badezimmer.
Sie füllen Ihre Badewanne bis zum Rand mit heißem Wasser, so heiß, wie Sie es gerade noch aushalten können. Bevor Sie in die Wanne steigen, trinken Sie mehrere Tassen der beschriebenen Teemischung und legen sich in die Badewanne, so daß Ihnen das Wasser bis zum Kinn

reicht. Nach etwa zwanzig Minuten lassen Sie etwas Wasser ab- und heißes Wasser zulaufen. Gleichzeitig bürsten Sie unter Wasser mit der Saunabürste den ganzen Körper kräftig ab. Den gleichen Vorgang wiederholen Sie in der Folge vier- bis fünfmal und trinken weiterhin heißen Kräutertee. Der Körper wird also von innen und außen aufgeheizt. Wiederholte Messungen mit dem Thermometer – unter der Zunge – werden Ihnen zeigen, daß die Körpertemperatur auf bis zu 40 Grad C steigen kann. Wichtig ist, daß im Badezimmer ausreichend Frischluftzufuhr möglich ist – halten Sie zumindest die Badezimmertür geöffnet. Wenn Sie das Gefühl haben, die Hitze nicht mehr länger aushalten zu können, duschen Sie Arme und Beine kurz mit kaltem Wasser ab, und das Gefühl der Enge und der Atemnot wird rasch verschwinden.

Wenn die Körpertemperatur 39 Grad C oder mehr erreicht hat, lassen Sie die Wassertemperatur allmählich von selbst abkühlen, oder lassen Sie einfach kaltes Wasser zulaufen. Dann verlassen Sie die Badewanne etappenweise – das heißt, daß sie sich zunächst für einige Minuten auf den Badewannenrand setzen. Wenn Sie aus der Wanne steigen, muß unbedingt eine Hilfsperson anwesend sein, weil es in dieser Phase unter Umständen zu Kollapszuständen kommen kann. Allenfalls duschen Sie abschließend ein weiteres Mal Arme und Beine (nicht den Kopf und nicht den Rumpf) mit kaltem Wasser ab. Wenn Sie sich kräftig genug fühlen, verlassen Sie – in Begleitung – das Badezimmer und legen sich ins Bett, um noch einige Zeit gründlich nachzuschwitzen. Sie werden danach herrlich entspannt sein und wunderbar schlafen.

*Achtung:* Vor dieser Anwendung keine größeren Mahlzeiten zu sich nehmen! Wenn Sie unter Krampfadern oder hohem Blutdruck leiden, ist das Überwärmungsbad für Sie nicht geeignet.

*Gesamtdauer:* 1$\frac{1}{2}$ bis 2 Stunden.

**Das Tautreten – die Kieselsteinmethode**

Die alten Naturheiler (Kneipp, Prießnitz u. a.) haben das Wasser- und Tautreten als hervorragende »Ableitungsmethode« gepriesen. Sie wirkt bei Kopfschmerzen, Blutandrang zum Kopf, Müdigkeit, Stauungen in den Beinen, Krampfadernbeschwerden, Schlaflosigkeit, Nervosität und anderen »Befindensstörungen«, kurzfristig positiv erleichternd.

*Praktische Durchführung:*
Wenn Sie einen Garten oder eine Wiese in der Nähe haben, gehen Sie abends oder frühmorgens, wenn das Gras feucht ist, mit nackten Füßen, aber sonst warm angezogen, für mehrere Minuten auf und ab – so lange, bis das anfängliche Kälte- einem Wärmegefühl gewichen ist. Nützen Sie diese Gelegenheit so oft wie möglich, und holen Sie sich damit körperliche und geistige Frische. Sollten Sie ganz ohne Grün in der Stadt wohnen, bedienen Sie sich der »Kieselsteinmethode«.
Sie brauchen dazu eine runde Kunststoff- oder Metallbadewanne von etwa einem halben Meter Durchmesser. Sammeln Sie an einem Flußlauf so viele Kieselsteine (etwa 5 cm Durchmesser), daß Sie den Wannenboden damit bedecken können. Füllen Sie die Wanne etwa zur Hälfte mit kaltem Wasser, und gehen Sie, so oft es notwendig und sinnvoll ist, mehrere Minuten darauf »spazieren«. Danach reiben Sie die Füße kräftig warm und ziehen dicke Socken darüber. Ein ausgeprägtes Wohlbefinden wird nicht auf sich warten lassen!

**Sauna –
Dampfbad**
Es handelt sich dabei um altbewährte Maßnahmen zur Entgiftung des Körpers durch die Haut. Sie sollen hier der Vollständigkeit halber erwähnt werden.
*Empfohlene Anzahl der Behandlungen:* Regelmäßig ein- bis zweimal wöchentlich.
Wichtige *Vorsichtsmaßnahmen,* die vielfach unterschätzt werden, die aber – bei Mißachtung – unter verschiedenen belastenden Umständen (Übergewicht, hoher Blutdruck) den Tod zur Folge haben können:
◆ Immer nur mit leerem Magen oder nach einer kleinen Mahlzeit in die Sauna gehen.
◆ Die Saunatemperatur nicht über 100 Grad C ansteigen lassen. Je niedriger die Temperatur, desto leichter schwitzt man.
◆ Immer für reichliche Frischluftzufuhr während des Saunaganges sorgen. Frische Luft erwärmt sich wesentlich schneller als »abgestandene« Luft.

144

◆ Aufgüsse immer nur in mindestens halbstündigen Abständen durchführen, um die Luftfeuchtigkeit niedriger zu halten.

◆ In der Saunakammer die Haut gründlich bürsten, um die Poren zu öffnen und die Blutgefäße der Haut zu erweitern.

◆ Während des Saunaganges keine starken Alkoholika trinken (senken den Blutdruck zu plötzlich).

◆ Bei Übelkeiot die Saunakammer sofort verlassen, hinlegen, die Beine aufstellen oder hochlagern, den Körper mit kaltem Wasser abreiben oder Arme und Beine mit kaltem Wasser abspülen.

◆ Nach dem Saunagang nie in ein kaltes Becken springen, sondern anfangs lauwarm oder kühl und später kalt abduschen! Dadurch werden extreme – mitunter tödliche – Blutdruckschwankungen vermieden.

◆ Abschließend unbedingt eine Ruhepause im Liegen einschalten, und zwar so lange, bis sich vollkommenes Wohlbefinden einstellt.

◆ Leichte Übelkeit oder Schwindelgefühle können mit gymnastischen Übungen in frischer Luft schnell behoben werden.

◆ Nach dem Saunagang keine großen Mengen eisgekühlter Getränke oder übergroße Mahlzeiten zu sich nehmen. Sie erzeugen einen »Magenschock«, der sich wiederum in Form von starken Blutdruckschwankungen und einer enormen Kreislaufbelastung auswirken kann.

Alle diese Maßnahmen gelten in gleicher Form für das Dampfbad.

# Ärztliche Behandlungen zur Stimulierung der körpereigenen Abwehrsysteme und zur Verbesserung der Durchblutung im Körper

Es handelt sich dabei um eine althergebrachte Behandlungsmethode zur Verbesserung der Gesamtkonstitution, zur Immunstimulation sowie zur Zusatzbehandlung schwerer chronischer Erkrankungen. Die Behandlung ist völlig risikolos und nebenwirkungsfrei.

**Die Eigenblutbehandlung**

145

**Die Standard-
behandlung** Es werden mit einer 10-ml-Spritze 5 ml Blut aus der Vene entnommen, mit 5 ml physiologischer Kochsalzlösung (Ringer-Lösung) vermischt und in den Gesäßmuskel injiziert.
Die Behandlungen sollten mehrmals wöchentlich, insgesamt 10- bis 15mal, durchgeführt werden.

**Die
Behandlung
mit
»aktiviertem
Eigenblut«
(nach Höveler)** *Behandlungsablauf*
Es werden 2–3 ml Blut aus einer Vene entnommen, mit Natriumzitrat und Wasserstoffsuperoxid vermischt und dadurch ungerinnbar gemacht. Danach wird die Lösung unter Vibration einem Elektrolysestrom ausgesetzt und mit Ultraviolett-C-Licht bestrahlt.
Durch diese Aufbereitung wird das Blut in einen »aktivierten« Zustand versetzt. Die Blutzellen platzen auf und geben ihre Inhaltsstoffe frei.
Danach werden 10 ml der Lösung wieder intramuskulär verabreicht.
Je nach dem individuellen Behandlungsplan können noch hochdosierte Vitamine, Immunstoffe, Minerallösungen oder Homöopathika zugesetzt werden.
Die wissenschaftliche Deutung für die außerordentlich hohe und vielfältige Wirksamkeit dieser Methode liegt darin, daß das Blut des Menschen zu jeder Zeit ein »krankheitsspezifisches Informationsmuster« enthält, das dann durch die Art der Verabreichung einen Impuls zur Selbstheilung des Organismus setzt. Das Blut wirkt gleichsam als *»körpereigenes Medikament«!*
Basisbehandlung: Ca. 10 Behandlungen innerhalb von 4 bis 5 Wochen.
In schweren chronischen Fällen Fortsetzung bis zu 20 bis 30 Behandlungen.
Erhaltungsbehandlung: Jeweils 1 Behandlung, in mehrmonatigen Abständen.

*Indikationen*
◆ Chronische Schwäche- und Erschöpfungszustände;
◆ Infektanfälligkeit, chronische, »verschleppte«, infektiöse Entzündungen jeglicher Art;
◆ Allergien jeglicher Art (Heuschnupfen, Asthma bronchiale etc.);

◆ Hauterkrankungen (Akne vulgaris, Furunkulose, Psoriasis, Neurodermitis etc.);
◆ Hormonstörungen (Menstruationsbeschwerden, klimakterielles Syndrom etc.);
◆ »Vegetative Dystonie« (Blutdruckschwankungen, Kältegefühl, allgemeine Nervosität etc.);
◆ Sonstiges: Blutarmut, geriatrische Erkrankungen, »körpereigenes Doping«, Aufbaubehandlung nach Operationen und längerdauernder Rekonvaleszenz, Krebs-Zusatzbehandlung etc.

Das Resultat dieser einfachen Behandlungsmethode ist fast immer eine deutliche, anhaltende Steigerung der körperlichen und geistigen *Leistungsfähigkeit!*

**Die Ozon-Sauerstoff-Behandlung**

Obwohl seitens der klinischen Medizin immer wieder fälschlich angefeindet und geringschätzig als »alternativ« bezeichnet, stellt diese Behandlungsform eine hervorragende Methode bei allen Formen von Durchblutungsstörungen, Kreislauferkrankungen und sogenannten »Altersleiden« dar.

*Praktische Durchführung:*
Es werden ca. 200 ml Venenblut in einem geschlossenen Kreislauf mit einem Gemisch von medizinischem Ozon und reinem Sauerstoff versetzt, »verschüttelt« und wieder in die Vene geleitet. Außerdem kann Ozon-Sauerstoff auch äußerlich (etwa bei Unterschenkelgeschwüren, Raucherbein etc.) oder innerlich – als Trinkkur – angewendet werden. Es wird dabei destilliertes Wasser mit Ozon-Sauerstoff versetzt und getrunken.
Anzahl der Behandlungen: 10 bis 20, jeweils 1–2mal wöchentlich.

# Kuren für das Innenleben

**Die Heilerde-Kur**

Sie stellt eine bewährte Methode dar, den Organismus, insbesondere den Verdauungstrakt, zu »entgiften«. Die feingemahlenen Mineralien binden und absorbieren »Schlackenstoffe« (Gärungs- und Fäulnisprodukte) und führen dem Körper Mineralstoffe zu.

147

*Praktische Durchführung:*
Sie nehmen – etwa sechs Wochen lang – täglich auf nüchternen Magen je 1 gehäuften Teelöffel Heilerde oder Urgesteinsmehl (in einer homöopathischen Apotheke besorgen) in $1/4$ l Wasser verrührt, ein. Bei Zahnfleischproblemen kann vorher mit der im Wasser verrührten Heilerde gespült und gegurgelt werden. An den etwas sandigen Geschmack gewöhnt man sich rasch.
Dauer: 4 bis 6 Wochen.

**Die Karotten-saft-Kur**

Sie wirkt herrvorragend zur »Stärkung« der Augen und der Haut.

*Praktische Durchführung:*
Mehrere Karotten gründlich reinigen, auspressen und täglich morgens je $1/4$ l trinken.
Dauer: ca. 3 Wochen.

**Die Kartoffel-saft-Kur**

Sie wirkt krampflösend bei Magenbeschwerden aller Art, sowie bei Sodbrennen, Magenübersäuerung, Völlegefühl usw. Sie wirkt sowohl bei akuten als auch bei chronischen Beschwerden.

*Praktische Durchführung:*
Sie legen mehrere rohe, frische Kartoffel 10 Minuten in Salzwasser. Anschließend gründlich reinigen und mit der Schale entweder reiben, durch ein Tuch pressen oder in einem Entsafter fein zerkleinern. Täglich $1/8$ l trinken. Der Geschmack kann durch zuckerfreien Fruchtsaft verbessert werden.
Dauer: 4 bis 6 Wochen.

**Die Krautsaft-oder Kohlsaft-Kur**

Sie ist ein uraltes und hervorragendes Volksheilmittel zur Selbstbehandlung von Darmbeschwerden, wie Darmentzündungen, Darmträgheit, »Reizdarm-Syndrom« usw.

*Praktische Durchführung:*
Frisches Weißkraut (oder Grünkohl) wird von den äußeren Blättern befreit, gründlich gewaschen und entweder geraspelt und durch ein Tuch gepreßt, oder in einem Entsafter behandelt. Von dem Saft wird morgens nüch-

tern ein Eßlöffel (oder ein »Stamperl«) eingenommen. Die individuelle Verträglichkeit kann durch Kümmeltee verbessert werden. Es kann auch Saft aus dem Reformhaus verwendet werden.
Dauer: ca. 3 Wochen.

Obwohl Obstessig sauer schmeckt, führt er dem Körper Basen- und Vitalstoffe zu. Insbesondere bei Beschwerden der Harnorgane kann diese Kur überaus erfolgreich sein. **Die Obstessig-Kur**

*Praktische Durchführung:*
Sie mixen 1 bis 2 Eßlöffel Obstessig (auch Apfelessig) und je 1 Eßlöffel guten Bienenhonig mit $1/4$ l heißem Wasser und trinken die Mischung nüchtern und in kleinen Schlucken.
Dauer: 4 bis 6 Wochen.

Sie stellt eine Entgiftungsbehandlung für den gesamten Stoffwechsel, insbesondere für das Leber-Gallen-Bauchspeicheldrüsen-System, dar. **Die Ölkur (nach Bardach)**

*Praktische Durchführung:*
Sie nehmen, morgens nüchtern, 1 Eßlöffel kaltgepreßtes Speiseöl, das Ihnen geschmacklich am meisten zusagt, in den Mund. Danach »wälzen« Sie das ganze ca. 20 Minuten in der Mundhöhle »um«. Vermeiden Sie unbedingt, auch nur kleine Mengen des Öles zu schlucken, sondern spucken Sie alles wieder aus. Es wird sich eine schaumige grauweiße, übelschmeckende und übelriechende Masse gebildet haben.
Dauer: 3 Wochen.

Sie wirkt insbesondere reinigend auf die Gallenblase und die Gallenwege. Vorsicht ist lediglich bei kleinen Gallensteinen geboten, da diese »auswandern« und eine Gallenkolik verursachen können. **Die Rettichsaft-Kur**

*Praktische Durchführung:*
Es werden mehrere weiße Rettichwurzeln gründlich gereinigt und entweder geraffelt und durch ein Tuch gepreßt oder in einem Entsafter behandelt. Trinken Sie morgens

nüchtern jeweils ¹/₈ l von diesem Saft. Der Geschmack kann durch Fruchtsaft verbessert werden. Es kann auch Rettichsaft aus dem Reformhaus verwendet werden.
Dauer: ca. 3 Wochen.

**Das Salzwasser schnupfen**

Es handelt sich dabei um eine traditionelle Behandlungsmethode bei allen Formen von Schnupfen.
Praktische Durchführung:
In einer flachen Schüssel rührt man einen Eßlöffel Kochsalz oder Meersalz in lauwarmem Wasser. Dann die Nase in die Lösung tunken und vorsichtig etwas Flüssigkeit »aufziehen«. Danach wieder ausschneuzen. Den Vorgang mehrmals wiederholen.
Dauer: mehrere Tage.

**Die Sauerkraut-Kur**

Eine althergebrachte Methode bei Magenschleimhautentzündungen (Gastritis) oder Magengeschwüren (Ulcus). Sauerkraut enthält eine Substanz, welche die Schleimhäute schützt.

*Praktische Durchführung:*
Vor jeder Mahlzeit werden einige Gabeln Sauerkraut gegessen. Achten Sie auf besonders ausgiebiges Kauen jedes Bissens. Zusätzlich können noch einige Schlucke Sauerkrautsaft getrunken werden.
Dauer: ca. 2 Wochen.

**Die Tee-Kur**

Sie kann und soll gegen jede Art von chronischen Beschwerden angewendet werden.

*Praktische Durchführung:*
Trinken Sie vor jeder Mahlzeit je 1 bis 2 Tassen einer Kräuterteemischung Ihrer Wahl. Süßen Sie immer mit 2 Teelöffeln Honig. Man könnte diese Behandlung auch als *Honig-Kur* bezeichnen.
Dauer: mehrere Wochen.

**Die Kürbiskern-Kur**

Es handelt sich dabei um eine althergebrachte Methode zur Behandlung von Prostataleiden. In Kürbiskernen sind Substanzen enthalten, welche die Erneuerung der Prostatadrüsenzellen fördern.

6

*Praktische Durchführung:*
Täglich 10 Kürbiskerne oder 1 Eßlöffel Kürbiskernöl einnehmen.
Dauer: Unbegrenzt.

Es handelt sich dabei um eine Methode zur Verbesserung der Gesamtkonstitution. In allen Gebirgsländern herrscht ein latenter Jodmangel, der sich in Form von Jodmangel-Struma (»Kropf«) oder als Schilddrüsenunterfunktion bemerkbar macht. Die Folgen sind Fettsucht, geistige Lethargie, Depressionen usw.
Vor Beginn der Einnahme eine ärztliche Kontrolle der Schilddrüsenfunktion durchführen lassen. Die Kur nur beginnen, wenn die Werte normal oder unter der Norm sind.

**Die Jod-Kur**

*Praktische Durchführung:*
Täglich 1 Tropfen Jodlösung (Lugol'sche Lösung) morgens zum Frühstück in Wasser oder Kräutertee einnehmen.
Dauer: Unbegrenzt.

Sie stellt sich als eine der wenigen wirksamen und »körperfreundlichen« (also nebenwirkungsfreien) Behandlungsmethoden bei Psoriasis (Schuppenflechte) und rheumatischen Gelenkserkrankungen aller Art dar.

**Die Fumarsäure-Kur**

*Praktische Durchführung:*
Die vier genannten Mittel nach dem genannten Schema anwenden. Die Anwendungsdauer richtet sich – individuell – danach, wann die Hauterscheinungen, Schmerzen und Schwellungen zur Gänze abgeklungen sind. Die Anwendung kann prinzipiell unbegrenzt erfolgen. Zumeist ist sie mindestens 6 bis 12 Monate erforderlich.

*Praktische Durchführung:*

*Äußerlich:*
MILCHSÄURE-Tinktur (ESPRITIN® Tinktur) nach Vorschrift anwenden.

*Innerlich:*
MILCHSÄURE-Tropfen (ESPRITIN® Tropfen) nach Vorschrift anwenden.
FUMARSÄURE-mite-Kapseln nach untenstehender Rezeptur und Dosierungsvorschrift anwenden.
FUMARSÄURE-forte-Kapseln im Anschluß an FUMARSÄURE mite nach untenstehender Rezeptur und Dosierungsvorschrift anwenden. Die Einnahme sollte, wie oben erwähnt, so lange erfolgen, bis die Symptome abgeklungen sind.
Die MILCHSÄURE-Mittel sollten während der gesamten Anwendungsdauer der FUMARSÄURE, parallel verwendet werden.
Folgende Rezepturen kommen also zur Anwendung (ärztlich verschreiben lassen und in der Apotheke besorgen):
Rp. ESPRITIN Tinktur 250,0, OP I

Rp. ESPRITIN Tropfen 100,0, OP I

FUMARSÄURE-KAPSELN mite
Rp.

| | |
|---|---|
| Fumarsäuredimethylester | 30 mg |
| Fumarsäuremonoethylester Ca | 67 mg |
| Fumarsäuremonoethylester Mg | 5 mg |
| Fumarsäuremonoethylester Zn | 3 mg |
| Saccharum lactis p. s. | |
| M. f. Caps. d. t. d. | Nr. 200 |

D. S. – Dosierungsschema:
1. Woche: 1 Kapsel nach dem Essen
2. Woche: 1 Kapsel morgens
         1 Kapsel abends
3. Woche: 1 Kapsel morgens
         mittags und abends
Allmählich nach diesem Schema bis auf 3mal 2 Kapseln täglich steigern. Danach mit Fumarsäure-forte-Kapseln nach gleichem Dosierungsschema fortsetzen.

FUMARSÄURE-KAPSELN forte
Rp.

| | |
|---|---|
| Fumarsäuredimethylester | 120 mg |
| Fumarsäuremonoethylester Ca | 87 mg |
| Fumarsäuremonoethylester Mg | 5 mg |
| Fumarsäuremonoethylester Zn | 3 mg |
| Saccharum lactis p. s. | |
| M. f. Caps. d. t. d. | Nr. 200 |

D. S. – Dosierungsschema:
1. Woche: 1 Kapsel nach dem Essen
2. Woche: 1 Kapsel morgens
           1 Kapsel abends
3. Woche: 1 Kapsel morgens
           mittags und abends
Allmählich nach diesem Schema bis auf 3mal 2 oder 2 mal 3 Kapseln täglich steigern, bis die Hauterscheinungen abgeklungen sind. Übliche Erhaltungsdosis: Täglich 2mal 2 Kapseln auf unbestimmte Zeit.

**Die Anti-Pilz-Kur**

Sie ist als Basisbehandlung für eine Anzahl von sogenannten »konstitutionellen Leiden« zu werten, wie Allergien jeglicher Art, Asthma bronchiale, Ekzeme, Neurodermitis, Schleimhautentzündungen jeglicher Art, Lymphdrüsenentzündungen, chronischer Blasenkatarrh, chronischer Ausfluß, »Reizdarm-Syndrom« usw. Diese Beschwerden beruhen sehr oft auf latenten Pilzinfektionen, die in erster Linie im Darm lokalisiert sind und von dort aus den gesamten Organismus belasten.

*Praktische Durchführung:*
◆ Mindestens 6 Wochen lang eine kohlehydrat-arme Diät einhalten, d. h. alle Süßigkeiten und Mehlspeisen auf ein Minimum reduzieren.
◆ Einnahme von Anti-Pilzmitteln, die im Darm verbleiben und nicht in den Körper aufgenommen werden (z. B. Mycostatin®, Ampho Moronal®).
◆ Gleichzeitige Einnahme von Darmflora-Bakterien (Azidophilus).
◆ Gleichzeitige Einnahme von rechtsdrehender Milchsäure.

Bei Vorliegen eines der oben genannten Leiden ist die Durchführung dieser Kur 2mal jährlich zu empfehlen.

**Die Zitronensaft-Kur (nach Burroughs)** Ähnlich wie die Obstessig-Kur führt auch sie zu einer nachhaltigen Entgiftung des Körpers sowie zu einer Neutralisierung überschüssiger Stoffwechselsäuren.

*Praktische Durchführung:*
Sie nehmen 4 bis 5 mal täglich folgende Mischung ein: Den Saft einer halben Zitrone, 2 Eßlöffel Ahornsirup und eine Messerspitze Cayennepfeffer in $1/4$l warmes oder heißes Wasser einmischen und trinken.
Dazwischen nur zuckerfreie Flüssigkeit (Wasser, Mineralwasser, Kräutertee), aber keine feste Nahrung zu sich nehmen.
Dauer: 10 bis 14 Tage.

**Die Gemüsesaft-Kur (nach Breuss)** Sie wird als Zusatzbehandlung gegen verschiedene Krebsformen empfohlen. Sie ist jedenfalls und ausschließlich nur bei gleichzeitig bestehendem Übergewicht anzuraten!
Die Kur ist unbedingt nur unter ärztlicher Kontrolle durchzuführen!

*Praktische Durchführung:*
300 g Rote Rüben
100 g Gelbe Rüben
100 g Sellerieknollen
30 g Schwarzer Rettich
1 große rohe Kartoffel mit Schale
Alle Zutaten in einem Entsafter auspressen und abseihen. Mehrmals täglich (immer dann, wenn man Hunger verspürt) jeweils 10 Eßlöffel von dem Saft einnehmen.
Dazwischen nur zuckerfreie Flüssigkeiten (Wasser, Mineralwasser, Kräutertee), aber keine feste Nahrung zu sich nehmen.
Dauer: 42 Tage.

# Richtig essen ist das halbe Leben
# Das individuelle
# Ernährungsprogramm

Was bedeutet essen für Sie?
Ist es eine Lustbefriedigung?
Ist es die »Ernährung des Leibes«?
Ist es die Erlangung und Erhaltung der Gesundheit?
Ist es lediglich eine lästige tägliche Notwendigkeit?
Oder ist es alles zusammen?

Die allermeisten Menschen in unserem Kulturkreis leben
– was das Essen angeht – im Überfluß. Sie essen mehrmals am Tag und nehmen im Durchschnitt mehr als das
Doppelte des Energiebedarfes auf, der erforderlich wäre.
Allein aus dieser Tatsache erklärt sich die stete Zunahme
der sogenannten »Zivilisationsleiden«, die da sind Übergewicht, Arteriosklerose, hoher Blutdruck, Herzkrank-
heiten, Schlaganfall, Rheumatismus, Gicht, Zuckerkrankheit usw. Diese Liste könnte nach Belieben fortge-
setzt werden.
Etwa zwei Drittel aller unserer Mitbürger leiden heute an
Übergewicht! Gehören auch Sie dazu?
Dabei ist es gar nicht so schwierig, den Appetit in Gren-
zen zu halten und das Essen trotzdem vergnüglich zu
gestalten. Man braucht dazu lediglich gesunden Haus-
verstand (nicht zu verwechseln mit »Hausmannskost«),
guten Willen und ein wenig Disziplin.

Das ist die Frage, die in diesem Zusammenhang am **Was soll ich**
häufigsten gestellt wird. Kaum jemand stellt die Frage: **essen?**
»Was soll ich *nicht* essen?« Oder gar: »*Wie* soll ich
essen«?
*Richtig essen ist das halbe Leben!* Dieser Satz ist beileibe
nicht übertrieben. Übermäßiges Essen und Trinken ist
nach mehreren von der WHO (Weltgesunheitsorganisa-
tion) in den »zivilisierten Ländern der Ersten Welt« erho-

155

benen Statistiken die erste und wichtigste Ursache für verfrühte Arbeitsunfähigkeit, schwere körperliche Beeinträchtigung jeglicher Art und vorzeitigen Tod.

An den Folgen dieser falschen Verhaltensweisen sterben mehr als 50 Prozent der Menschen in unserem Kulturkreis. Und dabei gibt es nur ganz wenige Grundregeln, deren Beachtung uns – was das Essen betrifft – ein langes Leben bei guter Gesundheit sichern könnten.

## Die wichtigsten Grundregeln für die richtige Ernährung in unserer Zeit

**Regel 1:**
**Jeden Bissen**
**gründlich**
**kauen!**

Wann haben Sie diesen uralten Grundsatz zuletzt befolgt? Machen Sie einmal die Probe aufs Exempel – gleich bei Ihrer nächsten Mahlzeit.

Sie werden zweierlei feststellen:

◆ Sie brauchen länger, und
◆ Sie bleiben länger satt.

Damit sind die wichtigsten Kriterien für richtiges Essen bereits erfüllt.

Jeden Bissen bis zur Verflüssigung kauen heißt zudem *bewußter essen!* Durch den Kauvorgang allein werden erwiesenermaßen seelische Spannungen abgebaut und die ersehnte psychische Befriedigung früher erlangt.

Dazu kommen weitere unschätzbare Vorteile gründlichen Kauens:

◆ Bessere mechanische Zerlegung der Nahrungsmittel. Damit werden die wertvollen »Inhaltsstoffe« freigesetzt und besser verwertet.
◆ Bessere »Vorverdauung« verschiedener Nährstoffe (vor allem der Kohlehydrate) durch die Speichelfermente.
◆ Bessere Weiterverwertung der Nahrung im Magen-Darm-Trakt durch vermehrte Anregung der Verdauungsfermente-Produktion.
◆ Bessere Quellung der Nahrungsmittel und dadurch früher einsetzendes Sättigungsgefühl.
◆ Verfeinerung und Schulung des Geruchssinnes. Die Speisen werden dadurch allgemein schmackhafter empfunden.

156

Denken Sie an den alten Sinnspruch: *Gut gekaut ist halb verdaut!*

Sollte es Ihnen mit dem Vorsatz ernst sein, sich in Zukunft vernünftiger und gesünder zu ernähren, so werden Sie über kurz oder lang um diesen alten, religiös bestimmten Grundsatz nicht herumkommen. Der wöchentliche Fasttag ist weitaus einfacher und problemloser durchzuführen, als man annehmen würde. Die christlichen Religionsgemeinschaften haben bekanntlich den Freitag zum wöchentlichen Fasttag auserkoren. In unseren Tagen sollte es wohl eher der Montag sein, um die kulinarischen »Sünden« des Wochenendes auszugleichen. Welcher Tag es auch immer sein mag – es sollte nach Möglichkeit immer der gleiche Wochentag sein. Auf diese Weise stellt sich ein gewisser Stoffwechselrhythmus ein, an den sich der Körper rasch anpaßt.

**Regel 2: Wöchentlich ein Fasttag!**

Getreu nach einem weiteren Grundsatz: *Gesundheit ist eine Frage des Rhythmus!*

*Praktische Beispiele für den wöchentlichen Fasttag*

◆ Flüssigkeitsfasten (strenge Form): Nehmen Sie an diesem Tag 2 bis 3 Liter »vitalstoffreicher Flüssigkeiten« zu sich. Es eignen sich dafür: Obstsäfte, Gemüsesäfte, Gemüsesuppen jeglicher Art; dazu Kräutertees, Wasser, Mineralwasser; Bohnenkaffee und schwarzer Tee, in geringen Mengen. Nicht geeignet sind Milch und Milchprodukte sowie alkoholhältige oder gezuckerte Getränke. Als Süßmittel verwenden Sie ausschließlich Honig, Fruchtzucker oder Süßstoffe.

◆ Obst-Gemüse-Fasttag (milde Form): Essen Sie mehrmals täglich beliebige Mengen Obst und/oder Gemüse. Achten Sie auf besonders gründliches Kauen jedes Bissens, um Gärungszustände zu vermeiden. Ab dem späteren Nachmittag sollten Sie nur mehr gedünstete oder gekochte Produkte zu sich nehmen, um besagten Gärungszuständen auch in der Nacht vorzubeugen. Die oben genannten Getränke können nach Belieben zugeführt werden.

Weitere Varianten, deren Beschreibung hier zu weit führen würde, sind der »Milch-Semmel-Tag«, der »Kartoffel-

Tag«, der »Reis-Tag«, der »Vollwertmüsli-Tag« usw. Sie alle haben den gemeinsamen Hintergrundgedanken, den Körper einmal pro Woche von sogenannten Stoffwechselschlacken zu befreien.

**Regel 3:**
**Wöchentlich**
**eine**
**gründliche**
**Darmreinigung!**

»Der Tod sitzt im Darm«, diese angsterregende, schwer zu widerlegende Volksweisheit besagt, daß regelmäßiger Stuhlgang eine gewisse lebenslange Gesundheitsgarantie darstellt.

Wie oft haben Sie Stuhlgang? Einmal täglich; mehrmals täglich; jeden zweiten oder dritten Tag; einmal wöchentlich?

*Es gibt drei Ursachen für die »Darmträgheit«:*

◆ *Ballaststoffarme Ernährung:* Die geeignetsten Nahrungsmittel, um diesem Mangel zu begegnen, sind sämtliche Getreideflocken sowie Gemüse- und Obstsorten, die wenig Zucker und blähungsfördernde Stoffe enthalten. Kleiehältige Vollkornprodukte sind nur wenig geeignet, da sie sehr gärungsfreudig sind.

◆ *Zu wenig Flüssigkeit:* Die tägliche Trinkmenge sollte – etwa bis zu Mittag – ca. $1^1/_2$ Liter betragen. Danach sollte nur mehr wenig zusätzlich getrunken werden, damit die Nachtruhe nicht allzusehr gestört wird.

◆ *Zu wenig körperliche Betätigung:* Wir verbringen erfahrungsgemäß die meiste Zeit des Tages im Sitzen. Es fehlt damit ein notwendiger Stimulus für die Tätigkeit der Magen-Darm-Muskulatur.

◆ *Die Schädigung der Darmflora:* Eine chronische Belastung der Darmschleimhaut durch Gärungs- und Fäulnisstoffe sowie durch verschiedene Entzündungserreger führt zu einer Veränderung des »Darmmilieus« und einer Dezimierung der angestammten Bakterienbesiedlung des Darmes.

*Aufgaben der Darmflora:*

◆ Aufrechterhaltung der Vitalstoffversorgung des Organismus: Die meisten Vitamine, Mineralstoffe und Spurenelemente werden mit Hilfe der von den Darmbakterien erzeugten Milchsäure in das Blut und Lymphsystem aufgenommen. Eine Darmfloraschädigung bedeutet daher zumeist auch einen Vitalstoffmangel.

◆ Körpereigene Produktion von verschiedenen Vitaminen, vor allem den Vitaminen der B-Gruppe.
◆ Produktion von Immunstoffen. Damit ist eine Stärkung und Aufrechterhaltung der körpereigenen Immunabwehr gewährleistet.

*Die Darmflora wird geschädigt durch:*
◆ Antibiotika.
◆ übermäßige Mengen von Zucker, Kochsalz, Konservierungsmitteln, geräucherten Nahrungsmitteln usw.
◆ Abführmittel, bei längerdauernder Anwendung.
◆ Chronische Darmentzündungen durch Bakterien, Pilze oder Parasiten.

*Ein kurzes Aufbauprogramm für die Darmflora (Dauer: ca 6 bis 8 Wochen):*
◆ Regelmäßige Einnahme von »Azidophilus-Bakterien«.
◆ Regelmäßige Einnahme von »rechtsdrehender Milchsäure«.
◆ Durchführung einer »Symbioselenkung«.
◆ Eine kohlehydratarme Diät.
◆ Darmberieselung, Einlaufserie, Leberwickel Colon-Hydro-Therapie – all diese Maßnahmen werden in dem Kapitel »Entgiften über den Darm« genau beschrieben.

**Regel 4: Jährlich eine Fastenkur!**

Fasten war und ist ein Urheilmittel allererster Ordnung. Wie der wöchentliche Fasttag ist auch die jährliche Fastenkur integrierender Bestandteil der Lehrinhalte aller großen Religionssysteme. *Fasten reinigt Körper und Seele!*
Es gibt bis heute keine wie immer geartete Heilmethode, die in ihrer Universalität und gesundheitlichen Vorsorgewirkung dem Fasten gleichkommt. Und es gibt auch kaum eine Methode, die so gründlich mißverstanden wird, wie diese.
Fasten wird zumeist mit hungern gleichgesetzt. Eine klug abgestimmte Fastenkur erzeugt keinerlei Hungergefühle, sondern mitunter heftige Gelüste auf bestimmte, sogenannte »Lieblingsspeisen«. Diese hören nach wenigen Tagen von selbst auf und machen zumeist einem körperlichen und seelischen Hochgefühl Platz.
Fasten sollte grundsätzlich als eine Befreiung des Kör-

pers von verschiedensten Belastungsfaktoren verstanden werden und nicht als Methode, um Gewicht abzunehmen! Eine dauerhafte Gewichtsabnahme ist ausschließlich durch eine ausgewogene – individuell abgestimmte – Ernährung möglich! Das Fasten kann dabei eine Starthilfe bedeuten – mehr nicht! Eine klug und richtig abgestimmte Fastenkur sollte jederzeit im Alltag und ohne jegliche Einschränkung der beruflichen Leistungsfähigkeit durchgeführt werden können. Das Ergebnis sollte immer eine deutlich gesteigerte körperliche Leistungsfähigkeit, seelischer Optimismus und geistige Frische sein! Ein jahrelang bewährtes Beispiel für eine derartige Fastenkur wäre:

## Das individuelle Diätkur-Programm nach Dr. Gartner

**Die Darm-reinigungskur**

*Praktische Durchführung:*
Morgens oder abends vor den Mahlzeiten: 1 gestrichener Teelöffel Darmreinigungssalz (siehe Rezeptteil) in $1/4$ l Wasser auflösen und einnehmen. Danach noch $1/4$ l Wasser nachtrinken. Im Bedarfsfall eignet sich auch Bittersalz oder Glaubersalz.
Danach: Trockenbürsten, Wechselduschen, Nachdunsten, Morgengymnastik.
Danach: Frühstück.

*Nahrungsmittelauswahl: täglich mehrere Mahlzeiten, bestehend aus:*
♦ *Gebäck:* Weißgebäck jeglicher Art (Semmel, Weißbrot, Toastbrot), Grahamgebäck, kleiearmes Knäckebrot.
♦ *Getreideflocken* jeglicher Art zuerst in Wasser einweichen, danach Milchprodukte oder Fruchtsäfte zusetzen. Kein rohes Obst verwenden (gärungsfreudig).
♦ *Milchprodukte* jeglicher Art: Rohmilch, saure Milch, Yoghurt (auch Sanoghurt oder Bioghurt), Azidophilusmilch, Kefir, Buttermilch, Molke, Topfen sowie Streichkäse. Hartkäse, Faulkäse und Schimmelkäse

sind wegen ihrer schweren Verdaulichkeit nicht zu empfehlen.
- ◆ *Schinken und magere Wurstsorten.*
- ◆ *Basengetränke:* Gemüsecremesuppe, klare Gemüse-brühe, Gemüsesäfte, ungesüßte Obstsäfte und Kompotte.
- ◆ *Sonstige Getränke:* Wasser, Mineralwasser, Kräutertee jeglicher Art, Bohnenkaffee, schwarzer Tee (mit wenig Milch). Tägliche Trinkmenge: insgesamt ca. $1^1/_2$ l.
- ◆ *Sonstiges:* Honig (bis zu 5 Teelöffel pro Tag), Fruchtzucker, Kräuter, Gewürze, wenig Kochsalz oder Meersalz.

*Zur besonderen Beachtung*
- ◆ Die *Kurdauer* muß individuell festgelegt werden. Sie sollte zwischen 1 und 3 Wochen betragen.
- ◆ Achten Sie auf besonders gründliches *Kauen* und *Einspeicheln* jedes einzelnen Bissens! Benutzen Sie das Gebäck als »Speichellocker«. Trinken Sie nur wenig zu den Mahlzeiten. Essen Sie alle 2 bis 3 Stunden eine kleine Mahlzeit.
- ◆ *Zusätzliche Maßnahmen:* Darmberieselung, Einlaufserie, Colon-Hydro-Therapie (siehe dort).
- ◆ *Sauna* und *Dampfbad* sind in milder Form zusätzlich zu empfehlen.
- ◆ Achten Sie auf möglichst *intensive körperliche Betätigung* während der gesamten Kurdauer.

Im Anschluß an eine Darmreinigungskur ist es ratsam, ein spezielles Aufbauprogramm durchzuführen, um den Verdauungstrakt wieder an gewisse schwer verdauliche Speisen zu gewöhnen. Als Faustregel gilt: Die Aufbauphase sollte etwa die gleiche Zeit in Anspruch nehmen wie die Kur selbst. Wird diese Zeitdauer unterschritten, kann es zu heftigen Dysenteriebeschwerden, wie Übelkeit, Erbrechen, Aufstoßen, Blähungen, Koliken und dgl., kommen.

**Das Aufbauprogramm**

*1. Aufbauwoche:*
- ◆ Nehmen Sie das *Darmreinigungssalz* weiterhin täglich regelmäßig ein.

◆ Beginnen Sie das Frühstück wieder normal zu gestalten, wie vor der Kur.

◆ Das Mittagessen sollte aus »leichter Kost« bestehen. Meiden Sie vorerst: Vollkornprodukte, Rohkost, Gebackenes, Gebratenes, Paniertes, fette Mehlspeisen, reichhaltige Mahlzeiten jeglicher Art.

◆ Das Abendessen sollte gleichbleiben wie während der Kur.

*2. Aufbauwoche:*

◆ Nehmen Sie das Darmreinigungssalz nur mehr jeden zweiten und später jeden dritten Tag ein.

◆ Gestalten Sie nun auch das Abendessen wieder normal wie vor der Kur.

◆ Richten Sie sich in Hinkunft nach den Kriterien der *Trennkost* (siehe dort).

Noch einmal zur Erinnerung:

Führen Sie dieses *individuelle Diätkurprogramm,* nach Möglichkeit, *einmal jährlich* durch!

*Übergewicht*

Übergewicht kann auf Dauer kaum jemals durch Kuren jedweder Art, sondern nur durch eine vernünftige, im praktischen Alltag durchführbare Umstellung der Ernährung behoben werden!

Ein Vorschlag in dieser Hinsicht wäre:

**Das Gewichts-reduktions-programm**

*Übergewicht* ist fast immer eine *Folge überreichlicher Ernährung!* In erster Linie ist ein *Übermaß an Fetten und Kohlehydraten* in der Nahrung dafür verantwortlich. Eine *systematische Gewichtsabnahme* ist daher an eine *längerfristige Einschränkung* dieser Nahrungsmittel gebunden.

*Nahrungsmittel mit hohem Fettgehalt*

Pflanzenöle jeglicher Art, Margarine jeglicher Art, Fischöle, Butter, Schmalz, Speck, Wurstwaren, Fettkäse, Schweinefleisch, Ente, Gans, Karpfen, Aal, Nüsse.

*Nahrungsmittel mit hohem Kohlehydratgehalt*

Brot (auch Vollkornbrot), Mehlspeisen jeglicher Art, Süßigkeiten jeglicher Art, Zucker, Honig, »Beilagen« jeglicher Art (Kartoffel, Reis, Knödel, Eierteigwaren usw.), konzentrierte Alkoholika.

Um eine *Korrektur des Körpergewichtes* in Richtung zur Norm zu erreichen, ist es notwendig, die Nahrungsmittelzufuhr eine gewisse Zeitlang

◆ eiweißreich,
◆ vitalstoffreich,
◆ kohlehydratarm und
◆ fettarm

zu gestalten.

*Wichtig*

◆ Die Gewichtsreduktion darf *nicht zu schnell* erfolgen.
◆ Langfristig wäre eine durchschnittliche Gewichtsreduktion von 1 kg pro Woche anzustreben. Alles, was darüber hinausgeht, führt zu *Gegenreaktionen* des Organismus.
◆ Das *Gewichtsreduktionsprogramm* gliedert sich in ein zeitlich begrenztes *Intensivprogramm* und ein mehrere Monate lang durchführbares *Dauerprogramm*.
◆ Sehr zu empfehlen ist die Erstellung einer *Körpergewichtstabelle:*
Stellen Sie sich – höchstens – *zweimal pro Woche auf die Waage!* Öfteres Wiegen ist psychologisch von Nachteil, da die Gewichtsunterschiede zu gering sind. Benutzen Sie nach Möglichkeit immer die gleiche Waage.
Notieren Sie die gemessenen Werte auf einer Vergleichstabelle.

*Grundprinzip:* Täglich eine Mahlzeit!
Essen Sie nur *einmal,* zu einer beliebigen Tageszeit, *eine Mahlzeit,* die sich aus folgendem zusammensetzt:

◆ *Eiweißprodukte:* Mageres Fleisch, Fisch, Milchprodukte, Ei, Sojaprodukte, Hülsenfrüchte.
◆ *Vitalstoffe:* Gemüse, Salate und Obst jeglicher Art.
◆ *Kohlehydrate:* Weißmehlprodukte (sie haben einen relativ geringen Nährwert).
◆ *Fette:* maximal 1 Eßlöffel pro Tag.
◆ *Getränke:* Wasser, Mineralwasser, Kräutertee jeglicher

**Das Intensivprogramm**

Art, Bohnenkaffee, russischer Tee, Gemüsesäfte, Obstsäfte (ungesüßt).

◆ *Sonstiges:* Honig oder Fruchtzucker (maximal 3 Teelöffel pro Tag), Süßstoff, reichlich Kräuter und Gewürze, wenig Kochsalz.

*Zur besonderen Beachtung:*

◆ Das *Intensivprogramm* zur Gewichtsreduktion sollten Sie nicht länger als *6 Wochen* kontinuierlich durchführen. Es dient als »Starthilfe« und sollte allmählich durch das *Dauerprogramm* ersetzt werden. Es erweist sich als günstig, bei chronischen Gewichtsproblemen, dieses Programm *zweimal jährlich* durchzuführen.

◆ Die Zeit, zu der Sie Ihre tägliche Mahlzeit einnehmen, bestimmen Sie selbst.

◆ Überbrücken Sie anfänglich auftretende *Hungergefühle* durch Trinken von *warmen Flüssigkeiten.*

◆ Die *tägliche Trinkmenge* richtet sich nach Ihrem *individuellen Bedarf!*

◆ *Wichtig:* Unplanmäßige *Zwischenmahlzeiten* rufen nach einiger Zeit *Heißhungerattacken* hervor und sind daher unbedingt zu vermeiden!

◆ Bemühen Sie sich um besonders *intensive körperliche Betätigung!* Sie sollten einmal pro Tag tüchtig *schwitzen!*

◆ *Sauna und Dampfbad* sind ein- bis zweimal wöchentlich zu empfehlen.

◆ Führen Sie unbedingt die früher erwähnte *Körpergewichtstabelle!*

Die Gewichtsabnahme wird in den ersten Tagen rasch erfolgen und sich später verlangsamen. Der Durchschnittswert wird bei 1 bis 2 kg pro Woche liegen. Bei genauer Einhaltung dieses Programms wird sich nach wenigen Tagen ein ausgeprägtes körperliches Wohlbefinden einstellen!

Vorsicht: Nehmen Sie *keine Appetitzügler* ein!!!

Zusatzmaßnahmen besprechen Sie mit dem Arzt!

**Das Dauer- programm**

*Grundprinzip:* Gezielter, schonender Abbau der Fettspeicher des Organismus.

164

Essen Sie grundsätzlich nur *zwei Mahlzeiten täglich,* und halten Sie sich an die Kriterien der *Trennkost!*

*Nahrungsmittelauswahl:*
◆ *Eiweißprodukte:* mageres Fleisch, Fisch, Milchprodukte, Ei, Sojaprodukte.
◆ *Vitalstoffe:* Gemüse, Salate und Obst jeglicher Art, Hülsenfrüchte, Nüsse.
◆ *Kohlehydrate:* Ausschließlich *Weißmehlprodukte* – sie haben zwar nur einen sehr geringen Nährwert, aber einen ebenso geringen Kaloriengehalt. Essen Sie maximal *einmal pro Tag eine Kohlehydratmahlzeit,* bestehend aus:
Weißgebäck, Knäckebrot, Eierteigwaren, Kartoffel, Reis, sonstige »Beilagen«. Bedenken Sie: Kohlehydrate sind Appetitmacher! Im Übermaß genossen, werden sie im Organismus in Fett umgewandelt!
◆ *Fette:* maximal 1 Eßlöffel pro Tag.
◆ *Getränke:* Wasser, Mineralwasser, Kräutertee jeglicher Art, Bohnenkaffee, russischer Tee, Gemüsesäfte, Obstsäfte (ungesüßt).
◆ *Sonstiges:* Honig oder Fruchtzucker (maximal 3 Teelöffel pro Tag), Süßstoff, reichlich Kräuter und Gewürze, wenig Kochsalz.

*Zur besonderen Beachtung:*
◆ Das *Dauerprogramm* zur schonenden Gewichtsreduktion können Sie so lange durchführen, bis Sie Ihr Wunschgewicht erreicht haben.
◆ Die Zeiten, zu denen Sie Ihre Hauptmahlzeiten einnehmen, bestimmen Sie selbst.
◆ *Zwischenmahlzeiten* sollten ausschließlich aus Gemüse, Salaten oder nicht zu süßen Obstsorten bestehen. Dies beugt den gefürchteten Heißhungerattacken vor. Jede Kohlehydratmahlzeit zwischendurch fördert unnötigerweise den Appetit!
◆ Die *tägliche Trinkmenge* richtet sich nach Ihrem *individuellen Bedarf!*
◆ Bemühen Sie sich um intensive *körperliche Betätigung!* Sie sollten einmal pro Tag tüchtig *schwitzen!*

◆ *Sauna und Dampfbad* sind ein- bis zweimal wöchentlich zu empfehlen.

◆ Führen Sie die früher erwähnte *Körpergewichtstabelle* weiter!

**Die richtige Dauerernährung. Ernährung im Säure-Basen-Gleichgewicht – die Trennkost**

Sie ist die *älteste Ernährungsform der Menschheit!*
GRUNDPRINZIP: *Trennung* von konzentrierten *Eiweiß- und konzentrierten Kohlehydratprodukten* innerhalb der Mahlzeit!
Eiweiß wird im Magen unter dem Einfluß von Säure verdaut; Kohlehydrate und die meisten anderen Nahrungsmittel (Fette, Vitalstoffe, Faserstoffe) im basischen (alkalischen) Milieu des Dünndarms.
Eine wahllose Mischung beider Nahrungsmittelkomponenten führt zu Gärungs- und Fäulniszuständen und zu entsprechenden Verdauungs- und Stoffwechselstörungen.
Die *Trennkost* eignet sich daher langfristig zur Beseitigung dieser Gesundheitsstörungen. Sie entspricht optimal den *natürlichen Gegebenheiten* im menschlichen Verdauungstrakt. Es bestehen *keinerlei Einschränkungen* hinsichtlich *Menge und Auswahl* der Nahrungsmittel.

*Praktische Durchführung*
◆ *Konzentrierte Eiweißprodukte* (mehr als 10%):
*tierische:* Fleisch jeglicher Art, Fisch jeglicher Art, Meeresfrüchte, Ei, Magertopfen, Magerkäse.
*pflanzliche:* Nüsse, Mandeln, getrocknete Hülsenfrüchte.
◆ *Konzentrierte Kohlehydratprodukte* (mehr als 10%):
Getreideprodukte, Mehlspeisen, Zucker, Süßigkeiten, Honig, »Beilagen« (Kartoffel, Reis, Eierteigwaren, Nokkerl, Knödel usw.), Marmeladen, stark gesüßte Säfte und Getränke.
◆ *Konzentrierte Fettprodukte* (mehr als 10%):
*tierische:* Butter, Schmalz, Würste, Speck, fetter Topfen und Käse, Obers, Rahm.
*pflanzliche:* Öle, Margarinen, Kokosfett, Nüsse, Mandeln.
Sie haben, ihrer biochemischen Struktur nach, eine nahe Verwandtschaft zu den Kohlehydraten. Sie sollten auf-

166

grund ihres hohen Nährstoffgehaltes nur äußerst sparsam und möglichst im Rohzustand verwendet werden.

Grundsätzlich gilt: *Fette möglichst nicht mit den Nahrungsmitteln erhitzen, sondern erst hinterher zusetzen!*

◆ *Pflanzliche Vital- und Faserstoffe:*
Gemüse, Salate und Obst, sowie Hülsenfrüchte jeglicher Art.

◆ *Nahrungsmittelzusatzstoffe:*
Milch, saure Milch, Yoghurt (Bioghurt, Sanoghurt), Kefir, Molke, Buttermilch, Kräuter, Gewürze, Kaffee und Tee jeglicher Art, Süßstoff, Kochsalz, Meersalz, Kräutersalz, Senf, Aromastoffe, Weinessig, Apfelessig, Wasser, Mineralwasser, Wein, Sekt, Most, Bier (alle gesüßten, konzentrierten Alkoholsorten zählen zu den Kohlehydraten).
Sämtliche Nahrungsmittel sollten möglichst frisch konsumiert werden!

*Die richtige Nahrungsmittelzusammenstellung innerhalb einer Mahlzeit:*

◆ *Eiweißprodukte* + pflanzliche *Vital-* und *Faserstoffe* + wenig *Fett;*
oder

◆ *Kohlehydrate* + pflanzliche *Vital-* und *Faserstoffe* + wenig *Fett.*

*Nahrungsmittelzusatzstoffe* können zu jeder Mahlzeit, in beliebiger Menge und Auswahl zugesetzt werden.

◆ Grundsätzlich gilt: FRÜHSTÜCK – eiweißreich oder kohlehydratreich.
*Mittagessen* – eher eiweißreich.
*Abendessen* – eher kohlehydratreich.

◆ Die *Zeitabstände* zwischen den einzelnen Mahlzeiten sollten jeweils *mindestens 2 Stunden* betragen, um dem Verdauungsapparat genügend Zeit zur Verarbeitung der vorangegangenen Mahlzeit zu geben.

◆ *Zwischenmahlzeiten* sollten ausschließlich aus *Gemüse, Salaten, Obst und Getränken* bestehen. Jede Kohlehydratmahlzeit zwischendurch fördert unnötigerweise den Appetit!

◆ *Vollkornprodukte und Rohkost jeglicher Art* sollten von *früh bis abends* immer mehr *reduziert* werden, um nächtlichen Gärungszuständen vorzubeugen.

◆ Verwenden Sie *reichlich Kräuter und Gewürze,* aber *wenig Kochsalz* (auch Meersalz).
◆ Verwenden Sie Fette und Öle ausschließlich in bestmöglicher biologischer Qualität.
◆ Meiden Sie konservierte Nahrungsmittel. Wenn dies unumgänglich ist, verwenden Sie nach Möglichkeit *Tiefkühlprodukte* – die Tiefkühlung ist die schonendste Form der Konservierung. Die wertvollen Inhaltsstoffe bleiben dabei am ehesten erhalten.
◆ Die *tägliche Trinkmenge* richtet sich nach Ihrem *individuellen Bedarf.*
◆ Süßen Sie nach Möglichkeit mit Honig, Fruchtzucker oder *künstlichen Süßstoffen.*

*Zur besonderen Beachtung:*
*Essen Sie langsam! Bemühen Sie sich um ausgiebiges kauen und einspeicheln jedes einzelnen Bissens!*
◆ Wenn Sie diese Regeln beachten, werden Sie ein – vom Essen unabhängiges – stabiles Wohlbefinden erleben, und Ihr Körpergewicht wird sich allmählich zur Norm hin entwickeln. Verdauungsbeschwerden, wie Völlegefühl, Luftaufstoßen, Sodbrennen, Blähungen, Stuhlbeschwerden usw., hören von selbst auf.
◆ Genaue Angaben über Nahrungsmittelinhaltsstoffe finden Sie in einer Nährwerttabelle.
◆ Weitere Informationen entnehmen Sie dem Buch *Iß Dich schlank* von Dr. Karl Gartner, und in der ergänzenden Broschüre *Schlank mit Geschmack – Trennkost* (Eigenverlag) von Georg Frisch, Chefkoch im Alpenkurhotel Gösing, NÖ.

168

# Krebs

In Österreich sterben derzeit jährlich etwa 20 000 Menschen an Krebs. Im Vergleich dazu: Etwa 50 000 Menschen sterben an einem Herz-Kreislauf-Leiden. Krebs liegt damit an 2. Stelle in der makabren Liste aller Todesursachen. Es ist bekannt, daß – wenn seitens des Patienten die nötige Einsicht besteht – dem Tod durch Herz-Kreislauf-Versagen weitaus besser vorgebeugt werden kann als dem Krebs. Die meisten Gefäßerkrankungen (Sammelbegriff: Arteriosklerose) sind Folgen einer unvernünftigen Lebensweise.

Bei Krebs liegt die Problematik etwas anders. Krebs scheint – ganzheitsmedizinisch betrachtet – eine Art vorzeitiger Alterung des Organismus zu sein. Statistisch gesehen hat sich die Krebssterblichkeit seit dem Beginn unseres Jahrhunderts nicht wesentlich geändert. Um die Jahrhundertwende starben viele Menschen frühzeitig an Infektionskrankheiten, wie z. B. Tuberkulose, Syphilis, Infektionen mit Eitererregern und – so sehr das heute verwundern mag – an Grippe. Heute im Zeitalter der Antibiotika sind Infektionskrankheiten als Todesursache praktisch bedeutungslos geworden. Wir haben dafür andere, nicht minder bedrohliche Erkrankungsformen eingetauscht – Herzinfarkt, Schlaganfall, Krebs, Tod durch Umweltgifte, Tod durch Radioaktivität, AIDS . . .

Die durchschnittliche Lebenserwartung des Menschen ist heute – im Vergleich zur Jahrhundertwende – auf das Doppelte gestiegen: Sie liegt bei ca. 80 Jahren bei der Frau und 74 Jahren beim Mann! (So ganz nebenbei bemerkt: Die durchschnittliche Lebenserwartung der Ärzte liegt bei ca. 56 Jahren.)

Wir leben heute in einem Zeitalter der chronischen Erkrankungen. Durch die Errungenschaften der modernen Medizin sind akute, stürmisch verlaufende Krankheitsprozesse sehr selten geworden – sie wurden »chronisch« gemacht und damit unsere Lebenserwartung erhöht.

Eine Frage an Sie: Was würden Sie vorziehen – mit 35 Jahren bei blühender Gesundheit an Tuberkulose zu sterben; oder mit krankheitsbedingten körperlichen Gebrechen 90 Jahre alt zu werden?

Es ist wohl müßig zu sagen, daß die allermeisten Menschen sich für die letztere Möglichkeit entscheiden würden.

Krebs ist ein Begriff, der uns allen – ausnahmslos – Angst und Schrecken einflößt. Krebs kommt wie der Dieb in der Nacht.

Krebs bedeutet Siechtum und Tod.

Wenn Sie an einen Ihnen Nahestehenden die Frage richten: »Willst du 100 Jahre alt werden?«, so werden Sie unter Umständen die Antwort hören: »Um Gottes willen, nein!« Warum das? Weil die meisten Menschen mit dem Begriff Alter die Begriffe Hilfsbedürftigkeit, Abhängigkeit, Siechtum, Leiden, Einsamkeit, Depression und Angst verbinden.

Die Angst vor Krebs steht dabei absolut an erster Stelle.

Es ist in diesem Zusammenhang angebracht, eines zu sagen – so unwahrscheinlich es für Sie auch klingen mag: Die meisten Krebskranken sterben nicht an Krebs, sondern an der *Angst vor Krebs*. Das hat seinen Grund darin, daß für die meisten Menschen die Diagnose Krebs einem Todesurteil gleichkommt. Die modernsten (amerikanischen) Untersuchungen über diesen Problemkreis sagen eindeutig aus, daß Menschen mit einer optimistischen, von einem tiefen Glauben getragenen Lebenseinstellung, ihren Krebs überleben! Krebs ist kein Sterben bei lebendigem Leibe, sondern genauso wie etwa der Rheumatismus eine Zellvergiftung, wobei die meisten Giftstoffe im Körper selbst gebildet werden.

Und noch einmal: Ein optimistischer, lebensfroher Mensch kann uralt werden, obwohl sein Körper krank ist!

Es gibt wohl Krebsformen, die mit unaufhaltsamer Vehemenz in kürzester Zeit zum Tode führen. Sie beruhen aber zumindest auf einer angeborenen extremen Organschwäche. Sie machen allerdings nur eine außerordentlich kleine Minderheit aus. Alles, was unter den Begriff Alterskrebs fällt, ist nicht viel anders zu werten als etwa

170

der Rheumatismus. So simplifiziert und banal diese Ansicht auch gedeutet werden mag, sie beruht auf exakten psychologischen Reihenuntersuchungen, die eines aussagen: Der seelische Schock, der viele Menschen befällt, wenn Sie von der Diagnose Krebs hören, beschleunigt das Krebswachstum und bringt erst die Gefahr mit sich an dieser Krebskrankheit zu sterben!

*Praktische Krebsvorsorge:*
Folgende Organe sind am häufigsten von Krebs befallen: Lungen und Bronchien; die weibliche Brustdrüse; die Gebärmutter (Uterus); der Magen; der Dickdarm (Colon); die Vorsteherdrüse (Prostata); die Haut.

Es ist bekannt, daß äußere Faktoren, wie z. B. radioaktive Strahlen, Röntgenstrahlen, ultraviolette Strahlen, das Rauchen und verschiedene chemische Substanzen, krebsbegünstigend wirken. Diese krebsbegünstigenden Faktoren können auch vererbt werden. Eine allgemeine Krebsbereitschaft ist nur in verschwindend geringem Ausmaß vererbbar.

Folgende körperliche Symptome sollten in Hinblick auf eine mögliche Krebsgefährdung beobachtet und einer ärztlichen Untersuchung zugeführt werden.

◆ Hartnäckige, chronische Schmerzen, die über mehrere Monate andauern.

◆ Ein chronischer Reizhusten.

◆ Blut im Stuhl: In erster Linie dunkelrotes oder schwarzes Blut; hellrotes Blut ist fast immer auf ein Hämorrhoidalleiden zurückzuführen.

◆ Wechsel von Verstopfung und Durchfall.

◆ Blutungen aus der Scheide außerhalb der Periodenblutung.

◆ Hautknoten und Muttermale, die sich innerhalb weniger Wochen vergrößern, verändern oder ein blutiges Sekret absondern.

◆ Sekretabsonderungen aus der Brustdrüse, die mit Verhärtungen der Brust und/oder Einziehungen der Brustwarze einhergehen.

◆ Chronische, allmählich zunehmende Nervenschmerzen (das sind Schmerzen, die sich entlang der Ausbreitungsgebiete der Nerven erstrecken).

◆ Heftige, therapeutisch unbeeinflußbare Kopfschmer-

zen, die mit Sehstörungen, starkem Schwindel, plötzlichen Ohnmachtsanfällen und Persönlichkeitsveränderungen einhergehen.

## Diagnose Krebs – was tun?

Leid und Krankheit sind eine Aufforderung an uns Menschen, unser Leben grundlegend zu verändern. Der Körper ist ein Abbild der Seele. Jede körperliche Krankheit
schließt die Seele mit ein – und umgekehrt.
Wenn man Ihnen eröffnet, daß Sie an einer unheilbaren,
todbringenden Krankheit leiden, so ändern Sie Ihr Leben
grundlegend! Führen Sie alles das durch, was Sie immer
schon machen wollten:
◆ Wechseln Sie Ihren Beruf!
◆ Gehen Sie mit einem Rucksack auf Weltreise!
◆ Essen Sie alles das, was Ihnen schon immer ge-
schmeckt hat!
◆ Ziehen Sie aufs Land, ins Gebirge, in den Süden, ans
Meer, gehen Sie ins Kloster!
Es können hier keine gültigen Rezepte geliefert werden,
wie Krebs behandelt werden soll, ob nun klinisch oder
alternativ. Dies muß einem anderen Ratgeber vorbehal-
ten bleiben. Es soll Ihnen lediglich eine grundlegende
Auffassungshilfe gegeben werden, wie Sie innerlich mit
einer schweren, lebensbedrohenden Krankheit zurechtkommen können.
Denn: Krankheit ist auch ein Produkt unserer Umwelt,
unserer Lebensumstände. Das muß für Sie heißen: Wer-
fen Sie Ihre bisherigen Wertvorstellungen über Bord.
Noch einmal: Ändern Sie Ihr Leben von Grund auf!
Sie sind ein Gefangener Ihrer Vorstellungen, und nur Sie
selbst können sich befreien!
Denken Sie nach, was Sie für andere tun können – Sie
tun es auch für sich selbst!

ren, um so mehr seelische Stabilität können wir erlangen. Meditation und Gebet sind Balsam für die Seele.

Oberstes Gebot bei jeder, wie auch immer gearteten, Meditationsform ist es, körperliche Phänomene möglichst unbeachtet zu lassen. *Die Versenkungsübung muß sofort abgebrochen werden, wenn etwa Farben, Töne oder Gestalten im Inneren sichtbar werden.* Sie stellen zumeist Projektionen des eigenen Nervensystems dar, was letztlich zu einer schwer beherrschbaren Geisterwelt mit echten Halluzinationen und schweren psychischen Angstphänomenen ausarten kann. Bestimmte Techniken des Yoga, der transzendentalen Meditation, des autogenen Trainings (Oberstufe) tragen diese Gefahr verstärkt in sich.

Erlaubt ist lediglich ein angenehmes, strömendes Wärmegefühl durch den Körper und die Vorstellung von weißgoldenem Licht.

Meditation stellt eine innere Sammlung dar, genauso wie das christliche Gebet, genauso wie der Gottesdienst, wie die mystischen Rituale sämtlicher Weltreligionen. Wie schon früher gesagt: Wir brauchen die regelmäßige Meditation als Kraftquelle.

Befolgen Sie meinen Rat: Schaffen Sie sich jeden Tag eine gewisse Zeit, in der Sie sich dieser inneren Sammlung widmen. Ihr Leben wird dadurch eine neue, höhere Dimension erhalten.

## Meditative Vorstellungen

Am Anfang der Meditation tun Sie gar nichts. Lassen Sie lediglich Ihre Gedanken vor Ihrem geistigen Auge vorbeilaufen, ganz so wie einen langweiligen Film. Anfangs werden Ihre Gedanken all Ihre Aufmerksamkeit für sich beanspruchen. Erst mit einiger Übung wird es Ihnen gelingen, diese Aufmerksamkeit von Ihren Gedanken weg auf andere Vorstellungsbilder zu lenken. Sie müssen Ihre Gedanken allmählich ignorieren lernen, sie aber keinesfalls willentlich bewußt ausschalten wollen. Sie würden nur das Gegenteil erreichen – eine zusätzliche Fixierung der Aufmerksamkeit auf Ihre Gedanken.

Nunmehr dient uns das vorher Beschriebene als Basis und als Vorstellungshilfe. Aus ihm schöpfen Sie Licht und Kraft. Das Wesen der Meditation besteht darin, diese Licht-Kraft in eine Form zu gießen.

Verfahren Sie mit den in der Folge beschriebenen Übungen spontan so, daß Sie jeweils jene auswählen, die zu Ihrem Herzen spricht. Wechseln Sie die einzelnen Übungen so, wie Ihr Gefühl es Ihnen vorschreibt.

Bedenken Sie immer eines: Ein Meer von Kraft steht zu Ihrer Verfügung! Glauben Sie daran, und tauchen Sie ein in dieses Meer!

**Die Lichtübung**
Sie ist die einfachste, die universelle Basisübung schlechthin. Stellen Sie sich Ihren Körper als einen Hohlraum vor, in denen die Lichtkraft aus dem Meer des Lichts einfließt und ihn zur Gänze erfüllt. Ihr ganzer Körper ist reines Licht, flüssiges Licht, von den Füßen bis zum Kopf.

Versuchen Sie gedanklich, gleichsam all Ihre Körperteile mit Licht zu erfüllen, bis der gesamte Hohlraum Ihres Körpers in hellem Licht erstrahlt. Es handelt sich dabei um eine Art körperhaftes Licht, um eine Eigenschaft, einen Bestandteil Ihres Körpers. Es geht eine gewisse tröstende Kraft von diesem Licht aus, die Ihnen Ihre Sorgen und Probleme klein und nichtig erscheinen läßt. Ihr ganzes Ich muß sich mit diesem Licht identifizieren. Ihr Ich und das Licht werden eins! Sie sind nur mehr Licht . . .

**Die Organübung**
Wie würden Sie den Begriff *Ich* definieren? Was ist *Ich?* *Ich* ist alles und nichts, *Ich* ist Körper, Seele und Geist, in einer Einheit verschmolzen.

Für die meisten Menschen ist *Ich* nur ein kleiner Ausschnitt ihres Bewußtseins.

◆ Wenn Sie essen, ist *Ich* Ihr Gaumen.

◆ Wenn Sie Auto fahren, ist *Ich* die Straße vor Ihnen.

◆ Wenn Sie schlafen, ist *Ich* Ihr Traumerleben.

◆ Wenn Sie nachdenken, ist *Ich* Ihre Gedankenwelt.

◆ Wenn Sie krank sind, ist *Ich* Ihr Leiden und Ihr Schmerz . . .

Kehren wir zurück zum Licht. Eine ganz moderne These der neuzeitlichen Psychotherapie setzt die Vorstellung gezielt dafür ein, die Selbstheilungskräfte des Körpers zu aktivieren. Der Patient muß seine Krankheit möglichst bewußt in seiner Vorstellung nacherleben, muß zu empfinden suchen, wo die Ursache seiner Schmerzen liegt, und muß schließlich mit allen seinen gedanklichen Fähigkeiten trachten, das erkrankte Organ mit neuer Kraft zu erfüllen.

Fühlen Sie sich krank?

Dann erzwingen Sie gedanklich Ihre Gesundheit!

Tun Sie folgendes:

Richten Sie Ihre gesammelte Aufmerksamkeit auf jenen Organbereich, den Sie als krank empfinden. Versuchen Sie, das entsprechende Organ, möglichst plastisch, vor Ihrem geistigen Auge erstehen zu lassen.

Nehmen wir an, Sie leiden unter Herzschmerzen, einer Angina pectoris. Versuchen Sie sich Ihr Herz vorzustellen, wie es ruhig, kräftig und regelmäßig schlägt. Nun versuchen Sie in Ihrer Vorstellung, Ihr Herz mit pulsierendem Licht zu füllen, so, als würde es flüssiges Licht statt Blut durch die Adern pumpen. Ihr Herz wird zum strahlenden Licht, das Ihren Körper von innen her erleuchtet und durchwärmt. Konzentrieren Sie sich voll auf Ihr lichtdurchflutetes Herz. Nun wird Ihr *Ich* zu Ihrem Herzen. Woher stammt das Licht? – Aus Ihrem eigenen leuchtenden unerschöpflichen Meer!

Ein weiteres Beispiel:

Wenn Sie unter Kopfschmerzen leiden, versuchen Sie in ähnlicher Weise, Ihren Kopf mit diesem lebendigen, wärmenden Licht zu erfüllen. Ihr Kopf wird zu reinem Licht. Versuchen Sie diese Lichtempfindung so lange zu halten, wie Sie es ohne Anstrengung vermögen.

Das Resultat dieser Vorstellungen wird ganz allmählich eintreten – ein Nachlassen Ihrer Schmerzen und ein tiefgreifendes Gefühl von Ruhe, Wärme und Kraft in der »durchlichteten« Region.

Es versteht sich von selbst, daß diese Form der Selbstheilung für jeden beliebigen Teil Ihres Körpers bei jeder wie auch immer gearteten Erkrankung angewendet werden kann. Das ist die Medizin der Zukunft.

**Die bildhafte**
**Vorstellung**

Es gibt heute eine Reihe von Übungen, die unter dem Sammelbegriff »mentales Training« bekannt geworden sind. Die meisten von ihnen beruhen darauf, daß man sich eine möglichst exakte Vorstellung eines Sachverhaltes macht, die dann in der Folge praktisch nachvollzogen wird. So wie ein Tennisspieler sich die Flugbahn des Balles exakt vorstellt, ehe er den Ball schlägt. Der Franzose Emil Coué war der Begründer der Autosuggestion mit dem Lehrsatz: »Es geht mir mit jedem Tag in jeder Hinsicht immer besser und besser!« Bei der Autosuggestion sagt man sich bestimmte Gedanken sehr intensiv vor. Den genannten Satz kann man nach Belieben variieren.

◆ *Ich fühle mich von Tag zu Tag immer gesünder.*
◆ *Ich fühle mich kräftig und wohl.*
◆ *Ich bin mir sicher, daß sich mein Schicksal zum Guten wendet, und vertraue mich willig meiner höheren Führung an.*

Wenn Sie Ihre Gedanken auf ganz präzise Sachverhalte konzentrieren, können Sie die Wirkung entscheidend verstärken.

Was hindert uns daran, Glück zu haben? Wahrscheinlich ist es nur unsere eigene Vorstellung. Viele Menschen sagen von sich, sie hätten sowieso kein Glück im Leben, Sie würden sowieso immer nur vom Pech verfolgt, für sie sei sowieso alles nur Mühsal und Plage.

Viel seltener sagt einer: Ich habe immer nur Glück gehabt in meinem Leben; das Leben ist schön; ich habe alles, was ich brauche.

Beide Menschentypen stellen die Weichen ihres Schicksals nach ihren Vorstellungen. Die einen in negativer, die anderen in positiver Richtung. Was veranlaßt sie dazu?

Es ist das Vertrauen, das Vertrauen in die eigene Kraft und in eine höhere Führung.

Vertrauen ist Zuversicht und ein »gewisses Wissen«, daß alles gutgehen wird . . . Haben Sie Vertrauen! Sie bekommen damit

◆ *Macht über Ihren Körper*
◆ *Macht über Ihre Gesundheit*
◆ *Macht über Ihr Leben*
*Leben Sie, als ob Sie der glücklichste Mensch wären.*
*Leben Sie, als ob Sie der gesündeste Mensch wären.*
*Leben Sie, als ob Sie morgen sterben müßten.*
*Leben Sie, als ob Sie schon gestorben wären.*
*Leben Sie, als ob . . .*

# Gift im Haus

Synthetische, chemische Giftstoffe sind in unserer zivilisierten Welt allgegenwärtig geworden. Sie durchsetzen alle Lebensbereiche und sind in all ihrer Vielfalt unkontrollierbar geworden. Sie befinden sich im Trinkwasser, in der Muttermilch, in unseren Häusern und Gärten . . .

Es soll hier nicht von den Giftstoffen die Rede sein, die unbemerkbar und unsichtbar auf uns einwirken, sondern von jenen, die wir bewußt täglich im Gebrauch haben. In regelmäßigen Abständen scheinen Meldungen in den Medien auf, wonach Kinder irgendwelche Chemikalien eingenommen haben und daran verstorben sind; oftmals hätten diese Kinder gerettet werden können, wenn die Maßnahmen der Ersten Hilfe sinnvoll und richtig eingesetzt worden wären.

Es soll hier in alphabetischer Reihenfolge eine Aufstellung der wichtigsten gifthältigen Haushaltsmittel angegeben werden, mit möglichst genauen, allgemeinverständlichen Hinweisen, welche Erste-Hilfe-Maßnahmen unternommen werden müssen, um im Falle der unerwünschten Kontaktnahme – orale Aufnahme, Inhalation, Hautkontakt und Augenkontakt – das Ärgste zu verhindern.

Außerdem bringen wir eine Aufstellung all jener Stoffe, die gleichsam als Erste-Hilfe-Sets in jedem Haushalt ständig zur Verfügung stehen sollten, um im Bedarfsfalle sofort angewendet werden zu können.

**Die einzelnen Stoffe werden nach folgendem Schema aufgeführt:**

Stoffgruppe
Grad der Gefährdung
Symptome der Vergiftung
Orale Aufnahme
Inhalation
Hautkontakt
Augenkontakt
Therapie, Erste-Hilfe-Maßnahmen

**Die Haushaltsprodukte werden in vier Gruppen eingeteilt.**

I. Reinigungs- und Pflegemittel
II. Körperpflegemittel
III. Pflanzenschutz- und Schädlingsbekämpfungsmittel
IV. Freizeit – Hobby

**Allgemeine Verhaltensmaßregeln im Vergiftungsfall:**

◆ Ruhe bewahren!
◆ Erste-Hilfe-Maßnahmen nach Anleitung durchführen!
◆ Bewußtlose konsequent in Bauch- und Kopftieflage halten (Verhinderung einer Aspirationspneumonie = Lungenentzündung durch in die Atemwege gelangten Magensaft.
◆ Nach Möglichkeit Behälter mit Giftstoff oder Zettel mit Namen des Giftstoffes in das Krankenhaus mitnehmen.

◆ Im Zweifelsfall immer Transport ins Krankenhaus veranlassen, da manche Vergiftungssymptome erst mehrere Stunden nach Einnahme auftreten können.

**Faustregel bei vermuteter Medikamentenvergiftung:**

◆ Nach Möglichkeit mechanisch angeregtes Erbrechen versuchen (mit Finger, Löffelstiel usw. vorsichtig gegen weichen Gaumen bzw. Zäpfchen drücken);
◆ Verabreichung von Glaubersalz (3 Eßlöffel pro ¼ l Wasser für Erwachsene, 1 Eßlöffel pro ¼ l Wasser für Kinder);
◆ Raschesten Transport ins Krankenhaus veranlassen; Medikamentenpackung mitnehmen.

**Folgende Mittel sollten für den Vergiftungsfall an einem für Kinder unerreichbaren Ort bereitliegen:**

In der Apotheke erhältlich:
Aluminiumhydroxid
Kalciumbrausetabletten
Dimethylpolysiloxan (Verhinderung der Schaumbildung)
Ipecacuanca (Ipecacsirup) = Brechmittel
Glaubersalz (Natriumsulfat) = Abführmittel
Natriumthiosulfat
Olivenöl
Paraffinöl
Speisesoda (Natriumbicarbonat)
Tierkohle (Medizinalkohle)
ein Stück Kreide
Gefäß mit Kennzeichnung für ml oder cm³ (1 ml = 1 cm³)

Zettel mit deutlich lesbaren Telefonnummern von Rettung, Hausarzt und Giftzentrale
Fotokopie des hier vorliegenden Maßnahmenkatalogs

# I. Reinigungs- und Pflegemittel

### Abbeizmittel: Starke Gefährdung

Die toxischen Inhaltsstoffe sind Methylenchlorid und Phenol; zusätzliche Gefahr bilden offene Flammen und aufgeheizte Heizkörper wegen der Umwandlung von Methylenchlorid zu Phosgen (schweres Atemgift).

*Symptome der Vergiftung:*
*Inhalation:* Erbrechen, Hustenreiz, Atemnot, Schwäche, Schwindel, Kollaps usw.
*Orale Aufnahme:* Brennen der Mundhöhle, schwerer Husten, Erbrechen, Schwindel, Kollaps.
*Hautkontakt:* Hautverbrennungen.
*Augenkontakt:* Augenbrennen, Bindehautentzündung.

*Therapiemaßnahmen zur Ersten Hilfe:*
*Inhalation:* Frischluftzufuhr, rascheste Einweisung ins Krankenhaus.
*Orale Aufnahme:* Medikamentös herbeigeführtes Erbrechen (Ipecac-Sirup). Verabreichung von Glaubersalz (ca. 3 Eßlöffel pro ¼ l Wasser für Erwachsene, ca. 1 Eßlöffel pro ¼ l Wasser für Kinder).
Kein Fett, Öl oder Alkohol.
Rascheste Einweisung ins Krankenhaus.
*Hautkontakt:* Ausgiebige Waschung unter fließendem Wasser, rasche Einweisung in Hautklinik.

*Augenkontakt:* Ausgiebige Waschung des gesamten Augenbereiches, rasche Einweisung in Augenklinik.

**Abflußreiniger: Starke Gefährdung**

Sie enthalten starke Laugen, die schwerste Verätzungen hervorrufen können.

*Symptome der Vergiftung:*
*Orale Aufnahme:* Brennen und entzündliche Schwellung der Mundhöhle, Erbrechen, Oberbauchschmerzen, Schluckbeschwerden, Durchfälle, Fieber, Husten.
*Hautkontakt:* Entzündliche Schwellung der Haut, Geschwür- und Narbenbildung.
*Augenkontakt:* Starkes Brennen, Tränenfluß, Geschwüre auf der Binde- und Hornhaut.

*Therapiemaßnahmen zur Ersten Hilfe:*
*Orale Aufnahme:* Möglichst viel Wasser, Essigwasser oder säuerliche Fruchtsäfte trinken.
Kurzfristig mechanisch ausgelöstes Erbrechen.
Rascheste Einweisung ins Krankenhaus.
*Hautkontakt:* Ausgiebige Waschung unter fließendem Wasser, rasche Einweisung in Hautklinik.
*Augenkontakt:* Ausgiebiges Waschen mit lauwarmem Wasser, rascheste Einweisung in Augenklinik.

**Ablaugmittel: Starke Gefährdung**

Hier handelt es sich in den meisten Fällen um Salmiakgeist, eine starke Lauge. Es gelten die gleichen Maßregeln wie für Abflußreiniger.

**Backofen- und Grillreiniger: Starke Gefährdung**

Auch hier handelt es sich im wesentlichen um verschieden starke Laugen. Es gelten die gleichen Maßnahmen wie für Abflußreiniger.

**Badewannenreiniger: Gefährdung nur bei Augenkontakt**

*Symptome der Vergiftung:*
*Orale Aufnahme:* Reizungen der Mundschleimhaut.
*Augenkontakt:* Augenbrennen, Bindehautentzündung.

*Therapiemaßnahmen zur Ersten Hilfe:*
*Orale Aufnahme:* Trinken von großen Mengen Wasser, und anschließend Breikost verabreichen (Schleimhautschutz).
*Augenkontakt:* Spülung der Augen mit lauwarmem Wasser, Zuweisung zum Augenarzt.

**Bleichmittel für Textilien: Starke Gefährdung**

Sie enthalten entweder Natriumhypochlorid oder Natriumperborat, also starke Säuren.

*Symptome der Vergiftung:*
*Orale Aufnahme:* Brennen und entzündliche Schwellung der Mundschleimhaut, Oberbauchschmerzen, Erbrechen, Blutdruckabfall; in schweren Fällen Geschwürbildung im Rachen und in der Speiseröhre.
*Inhalation:* Hustenreiz, Atemnot, Erbrechen, asthmaartige Anfälle.
*Hautkontakt:* Hautrötung, Hautverbrennungen.

*Augenkontakt:* Bindehautentzündung, oberflächliche Hornhautdefekte.

*Therapiemaßnahmen zur Ersten Hilfe:*
*Orale Aufnahme:* Reichliches Trinken von Wasser, Milch, Tee, Aluminiumhydroxid (Mittel gegen Magenübersäuerung).
Mechanisch ausgelöstes Erbrechen (Zahnbürste, Kochlöffel, Finger in den Mund).
Sofortige Einweisung ins Krankenhaus.
*Inhalation:* Entsteht bei längerem Gebrauch durch Freiwerden von Chlorgasen. Sofort aus dem vergifteten Bereich entfernen. Frischluftzufuhr, rasche Einweisung ins Krankenhaus.
*Hautkontakt:* Ausgiebiges Waschen unter fließendem Wasser, rasche Einweisung in Hautklinik.
*Augenkontakt:* Spülung der Augen mit lauwarmem Wasser, rasche Einweisung in Augenklinik.

### Bodenpflegemittel: Starke Gefährdung

Sie enthalten im wesentlichen Benzin, Terpentinöl und Laugen.

*Symptome der Vergiftung:*
*Orale Aufnahme:* Entzündliche Schwellung der Mundschleimhaut, Schluckbeschwerden, Erbrechen, Oberbauchschmerzen, Hustenreiz, Atemnot, Schwindel, Benommenheit.
*Hautkontakt:* Verbrennungen.
*Augenkontakt:* Bindehautentzündung.

*Therapiemaßnahmen zur Ersten Hilfe:*
*Orale Aufnahme:* Reichliches Trinken von Wasser, Fruchtsaft, Milch, danach Schleimsuppen, rohes Eiklar (Schleimhautschutz).
Verabreichung von Glaubersalz (3 Eß-

löffel pro $1/4$ l Wasser für Erwachsene, ein Eßlöffel pro $1/4$ l Wasser für Kinder).
Rasche Einweisung ins Krankenhaus, Kinder in Bauch- und Kopftieflage transportieren (Gefahr der »Aspirationspneumonie« – Lungenentzündung durch in die Bronchien gelangtes Erbrochenes).
*Augenkontakt:* Ausgiebiges Spülen der Augen mit lauwarmem Wasser, rasche Einweisung in Augenklinik.

### Bügeleisenreiniger: Mäßige Gefährdung

Es handelt sich dabei meist um verdünnte Ameisensäure.

*Symptome der Vergiftung:*
*Orale Aufnahme:* Brennen und entzündliche Reizung der Mundschleimhaut.
*Augenkontakt:* Bindehautentzündung, Erosionen der Hornhaut.

*Therapiemaßnahmen zur Ersten Hilfe:*
*Orale Aufnahme:* Ausgiebiges Waschen des Mundes, reichliches Trinken von Wasser, Milch, Tee, Aluminiumhydroxid, Beiziehung des Hausarztes.
*Augenkontakt:* Gründliches Spülen der Augen mit lauwarmem Wasser, Beiziehung des Augenarztes.

### Entkalkungsmittel (flüssig): Starke Gefährdung

Es handelt sich meist um starke Säuren, wie Salzsäure, Phosphorsäure, Amidosulfonsäure, Ameisensäure usw.

*Symptome der Vergiftung:*
*Orale Aufnahme:* Brennen und entzündliche Schwellung der Mund-

schleimhäute, Erbrechen, Oberbauchschmerzen, Husten, Atemnot, Kreislaufkollaps, Nierenversagen.
*Hautkontakt:* Hautverbrennungen.
*Augenkontakt:* Bindehautentzündung,
Läsionen der Hornhaut, Bindehautver-
wachsungen.

*Therapiemaßnahmen zur Ersten Hilfe:*
*Orale Aufnahme:* Reichliches Trinken
von Wasser oder Milch, später rohe Eier,
Aluminiumhydroxid.
Kurzfristig mechanisch ausgelöstes Er-
brechen versuchen.
Rascheste Einweisung ins Kranken-
haus.
*Hautkontakt:* Ausgiebige Waschung un-
ter fließendem Wasser, rasche Einwei-
sung in Hautklink.
*Augenkontakt:* Ausgiebiges Spülen der
Augen mit lauwarmem Wasser, rasche
Einweisung in Augenklinik.

**Entkalker (fest): Mäßige Gefährdung**

Es handelt sich meist um schwache Säuren wie Zitronensäure, Weinsäure.
Maßnahmen wie bei flüssigen Entkal-
kern.

**Fleckputzmittel: Starke Gefährdung**

Sie enthalten in der Hauptsache Lösungsmittel, wie z. B. Trichloräthylen,
Monochlorbenzol, Benzin, Chloroform
usw., welche schwere Vergiftungser-
scheinungen seitens des zentralen Nervensystems, des Herzmuskels und der
Leber hervorrufen.

*Symptome der Vergiftung:*
*Orale Aufnahme:* Entzündliche Schwellung der Mundschleimhaut, Erbrechen,

Oberbauchschmerzen, Schwindel, Kopfschmerzen, Benommenheit, Berau-
schung, Bewußtlosigkeit, Muskelschwäche usw.
*Augenkontakt:* Bindehautentzündung,
Lidschwellung, Lidspaltenkrampf.

*Therapiemaßnahmen zur Ersten Hilfe:*
*Orale Aufnahme:* Verabreichung von
Paraffinöl (ca. 1 Mokkalöffel pro Kilo-
gramm Körpergewicht verhindert die
Resorption der Giftstoffe).
Verabreichung von Glaubersalz (3 Eß-
löffel pro $1/4$ l Wasser für Erwachsene.
1 Eßlöffel pro $1/4$ l Wasser für Kinder).
Rascheste Einweisung ins Kranken-
haus.
*Augenkontakt:* Ausgiebiges Spülen der
Augen mit lauwarmem Wasser.
Rascheste Einweisung in Augenklinik.

**Geschirrspülmittel für Spülautomaten:
Mäßige Gefährdung**

*Symptome der Vergiftung:*
*Orale Aufnahme:* Entzündliche Schwellung der Mundschleimhaut, Erbrechen,
Oberbauchschmerzen, Durchfall, Fieber, Geschwüre der Mundschleimhaut
und der Speiseröhre.

*Therapiemaßnahmen zur Ersten Hilfe:*
*Orale Aufnahme:* Reichliches Trinken
von Wasser, Fruchtsaft, Essigwasser (Essig und Wasser zu gleichen Teilen mischen).
Kurzfristig mechanisch ausgelöstes Erbrechen.
Verabreichung von Dimethylpolysiloxan (Erwachsene 100 mg, Kinder ca.
50 mg) zur Bekämpfung der Schaumbildung.
Rasche Einweisung ins Krankenhaus.

**Geschirrspülmittel für Handreinigung: Mäßige Gefährdung**

Sie enthalten in erster Linie sogenannte Netzmittel in alkoholischer Lösung.

*Symptome der Vergiftung:*
*Orale Aufnahme:* Erbrechen, Oberbauchschmerzen, Schaumbildung im Mund, Husten, Atemnot, Müdigkeit, Kollaps.
*Hautkontakt:* Hautrötung.
*Augenkontakt:* Bindehautreizung.

*Therapiemaßnahmen zur Ersten Hilfe:*
*Orale Aufnahme:* Reichliches Trinken von Wasser, Fruchtsaft, Milch – später Schleimsuppen;
Verabreichung von Dimethylpolysiloxan (Erwachsene 100 mg, Kinder 50 mg) gegen Schaumbildung.
Rasche Einweisung ins Krankenhaus.
*Augenkontakt:* Gründliches Spülen der Augen mit warmem Wasser, Beiziehung des Augenarztes.

**Glasscheibenreiniger: Mäßige Gefährdung**

Sie enthalten ebenfalls Netzmittel in alkoholischer Lösung.
Maßnahmen wie bei Waschmitteln.

**Holzschutzmittel auf Teerölbasis: Starke Gefährdung**

*Symptome der Vergiftung:*
*Orale Aufnahme:* Erbrechen Oberbauchschmerzen, Benommenheit, Bewußtlosigkeit, Muskelkrämpfe.
*Inhalation:* Schwindel, Erbrechen, Durchfall, Kopfschmerzen, Bewußtlosigkeit.

*Hautkontakt:* Hautrötung, Hautekzeme.
*Augenkontakt:* Bindehautentzündung, Hornhauterosionen.

*Therapiemaßnahmen zur Ersten Hilfe:*
*Orale Aufnahme:* Einnahme von Olivenöl (5–10 Eßlöffel).
Kein Alkohol, Resorption durch die Magen-Darm-Schleimhaut wird erhöht.
Einnahme von Glaubersalz (3 Eßlöffel pro $1/4$ l Wasser für Erwachsene, 1 Eßlöffel pro $1/4$ l Wasser für Kinder).
Rascheste Einweisung ins Krankenhaus.
*Hautkontakt:* Abreiben der betroffenen Hautbezirke mit Olivenöl.
Rasche Einweisung in Hautklinik.
*Augenkontakt:* Gründliches Spülen der Augen mit lauwarmem Wasser, rasche Einweisung in Augenklinik.

**Holzschutzmittel auf Basis von Schädlingsbekämpfungsmitteln: Starke Gefährdung**

*Symptome der Vergiftung:*
*Orale Aufnahme:* Entzündliche Schwellung der Mundschleimhaut, Schwindel, Erbrechen, Oberbauchschmerzen, blutiger Stuhl, Benommenheit, Verwirrtheit, Atemnot, Muskelkrämpfe, Bewußtlosigkeit.
*Inhalation:* Schwindel, Erbrechen, Durchfall, Husten, Atemnot, Blutdruckabfall, Kreislaufkollaps.
*Hautkontakt:* Hautrötung, Hautverbrennungen.
*Augenkontakt:* Bindehautentzündung.

*Therapiemaßnahmen zur Ersten Hilfe:*
Maßnahmen wie bei ölhaltigen Holzschutzmitteln.

## Holzveredelungsmittel: Starke Gefährdung

Wichtigster Inhaltsstoff ist das Pentachlorphenol (PCP).
Symptome und Therapie wie bei Holzschutzmitteln.

## Imprägniermittel für Textilien: Starke Gefährdung

Sie enthalten in der Hauptsache Wachse, Paraffin, Silikon, Kunstharze und Lösungsmittel.

*Symptome der Vergiftung:*
*Inhalation:* Schwindel, Erbrechen, Oberbauchschmerzen, Verwirrtheit, Hustenreiz, psychische Erregung, Bewußtlosigkeit.

*Therapiemaßnahmen zur Ersten Hilfe:*
*Inhalation:* Frischluftzufuhr.
Periodische Tiefatmung mit vorgehaltenem Nylonsack (Hyperventilation).
Rasche Einweisung ins Krankenhaus.

## Metallreinigungsmittel: Mäßige Gefährdung

Sie enthalten im wesentlichen Seifen, Ammoniak, Netzmittel, schwache Säuren, Lösungsmittel und Scheuermittel.

*Symptome der Vergiftung:*
*Orale Aufnahme:* Entzündliche Schwellung der Mundschleimhaut, Erbrechen, Durstgefühl.
*Augenkontakt:* Bindehautentzündung.

*Therapiemaßnahmen zur Ersten Hilfe:*
*Orale Aufnahme:* Reichliches Trinken von Wasser, Tee, Milch.

Beiziehung des Hausarztes.
*Augenkontakt:* Ausgiebiges Spülen der Augen mit lauwarmem Wasser.
Beiziehung des Augenarztes.

## Möbelpflegemittel: Starke Gefährdung

Sie enthalten im wesentlichen Benzin, Öle, aromatische Kohlenwasserstoffe, Terpentinöl, ätherische Öle usw.

*Symptome der Vergiftung:*
*Orale Aufnahme:* Erbrechen, Durchfall, Oberbauchschmerzen, Husten, Fieber, Schwindel, Müdigkeit, Muskelkrämpfe.
*Augenkontakt:* Bindehautreizung.

*Therapiemaßnahmen zur Ersten Hilfe:*
*Orale Aufnahme:* Verabreichung von Glaubersalz (3 Eßlöffel pro $1/4$ l Wasser für Erwachsene, 1 Eßlöffel pro $1/4$ l Wasser für Kinder).
Kinder in Bauch- und Kopftieflage halten.
Rasche Einweisung ins Krankenhaus.
*Augenkontakt:* Ausgiebige Spülung der Augen mit lauwarmem Wasser.
Beiziehung des Augenarztes.

## Nähmaschinenöl: Keine Gefährdung

Besteht im wesentlichen aus ungiftigem Vaselinöl. Im Zweifelsfall Hausarzt beiziehen.

*Symptome der Vergiftung:*
*Orale Aufnahme:* Erbrechen, Oberbauchschmerzen, Durchfall, Hustenreiz, Fieber, Benommenheit.
*Augenkontakt:* Bindehautentzündung, Erosion der Hornhaut.

*Therapiemaßnahmen zur Ersten Hilfe:*
*Orale Aufnahme:* Verabreichung von

Glaubersalz (3 Eßlöffel pro $1/4$ l Wasser für Erwachsene, 1 Eßlöffel pro $1/4$ l Wasser für Kinder).
Rasche Einweisung ins Krankenhaus.
*Augenkontakt:* Gründliche Spülung der Augen mit lauwarmem Wasser, Einweisung in Augenklinik.

**Rostentferner für Metalle: Starke Gefährdung**

Sie enthalten Phosphorsäure, Salzsäure, alkoholische Lösungsmittel.

*Symptome der Vergiftung:*
*Orale Aufnahme:* Erbrechen, Oberbauchschmerzen, Bewußtlosigkeit.
*Hautkontakt:* Hautbrennen, entzündliche Schwellung.
*Augenkontakt:* Bindehautentzündung.

*Therapiemaßnahmen zur Ersten Hilfe:*
*Orale Aufnahme:* Reichliches Trinken von Wasser, Milch, Aluminiumhydroxid. Später rohe Eier.
Kein Erbrechen provozieren.
Rascheste Einweisung ins Krankenhaus.
*Hautkontakt:* Ausgiebige Waschung der Haut mit kaltem Wasser.
Einweisung in Hautklinik.
*Augenkontakt:* Gründliche Spülung der Augen mit lauwarmem Wasser.
Einweisung in Augenklinik.

**Rostfleckenentferner für Textilien: Schwere Gefährdung**

*Symptome der Vergiftung:*
*Orale Aufnahme:* Entzündliche Schwellung der Mundschleimhaut, Geschwürbildung der Mundschleimhaut, Erbrechen, Atemnot, Muskelkrämpfe, Blässe, rascher Puls, Bewußtlosigkeit.

*Therapiemaßnahmen zur Ersten Hilfe:*
*Orale Aufnahme:* Reichliches rasches Trinken von Milch (bis zu einem Liter), danach mechanisches Erbrechen herbeiführen.
Nach Möglichkeit in Wasser aufgeschwemmte Kreide und Aluminiumhydroxid verabreichen.
Rascheste Einweisung ins Krankenhaus.
*Hautkontakt:* Ausgiebiges Waschen der betroffenen Hautbezirke mit kaltem Wasser.
Rascheste Einweisung in Hautklinik.
*Augenkontakt:* Gründliche Spülung der Augen mit lauwarmem Wasser.
Rascheste Einweisung in Augenklinik.

**Schuhcremen: Keine Gefährdung**

Sie enthalten ungiftige Öle, Wachse, Silikon und Farbstoffe. Im Zweifelsfall Hausarzt beiziehen.

**Flüssige Schuhpflegemittel: Mäßige Gefährdung**

Sie enthalten im wesentlichen Terpentinöl und Lösungsmittel.

*Symptome der Vergiftung:*
*Inhalation:* Reizung der Atemwege, Brechreiz.
*Augenkontakt:* Starke Bindehautentzündung, Erosion der Hornhaut.

*Therapiemaßnahmen zur Ersten Hilfe:*
*Inhalation:* Keine Akutmaßnahmen erforderlich, Beiziehung des Hausarztes.
*Augenkontakt:* Ausgiebige Spülung der Augen mit lauwarmem Wasser.
Einweisung in Augenklinik.

**Schuhpflegespray: Mäßige Gefährdung**

Sie enthalten ähnliche Stoffe wie die Schuhcremen.

*Symptome der Vergiftung:*
*Inhalation:* Atemnot, Husten, Erbrechen, Schwindel, Benommenheit.
*Augenkontakt:* Bindehautreizung.

*Therapiemaßnahmen zur Ersten Hilfe:*
*Inhalation:* Frischluftzufuhr.
Einweisung ins Krankenhaus.
*Augenkontakt:* Gründliche Spülung der Augen mit lauwarmem Wasser.
Beiziehung des Augenarztes.

**Teppich- und Polsterreiniger: Mäßige Gefährdung**

Sie enthalten Netzmittel und verschiedene Lösungsmittel.

*Symptome der Vergiftung:*
*Orale Aufnahme:* Entzündliche Schwellung der Mundschleimhaut, Erbrechen, Husten, Oberbauchschmerzen.
*Augenkontakt:* Bindehautreizung.

*Therapiemaßnahmen zur Ersten Hilfe:*
*Orale Aufnahme:* Reichliches Trinken von Wasser, Fruchtsaft, Milch, danach Schleimsuppen, Zufuhr von Dimethylpolysiloxan (Erwachsene 100 mg, Kinder 50 mg) zur Verhinderung der Schaumbildung.
*Augenkontakt:* Gründliches Spülen der Augen mit lauwarmem Wasser, Beiziehung des Augenarztes.

**Universalreiniger: Mäßige Gefährdung**

Sie enthalten im wesentlichen Netzmittel, Ammoniak, Lösungsmittel usw.

*Symptome der Vergiftung:*
*Orale Aufnahme:* Entzündliche Schwellung der Mundschleimhaut, Erbrechen, Schaum im Mund, Durchfall, Hustenreiz, Benommenheit.
*Augenkontakt:* Bindehautreizung.

*Therapiemaßnahmen zur Ersten Hilfe:*
*Orale Aufnahme:* Reichliches Trinken von Wasser, Fruchtsaft, Milch, später Schleimsuppen.
Verabreichung von Dimethylpolysiloxan (Erwachsene 100 mg, Kinder 50 mg). Kein Erbrechen herbeiführen.
Einweisung ins Krankenhaus.
*Augenkontakt:* Gründliches Spülen der Augen mit lauwarmem Wasser, Beiziehung des Augenarztes.

**Waschmittel: Starke Gefährdung**

Sie enthalten Netzmittel, Bleichmittel, Seifen, Geruchsstoffe usw.

*Symptome der Vergiftung:*
*Orale Aufnahme:* Entzündliche Schwellung der Mundschleimhaut, Erbrechen, Oberbauchschmerzen, Fieber, Husten, Atemnot, Lungenentzündung.
*Augenkontakt:* Bindehautreizung.

*Therapiemaßnahmen zur Ersten Hilfe:*
*Orale Aufnahme:* Reichliches Trinken von Wasser, Fruchtsaft, Milch, später Schleimsuppen.
Verabreichung von Dimethylpolysiloxan (Erwachsene 100 mg, Kinder 50 mg).
Kein Erbrechen herbeiführen.
Rasche Einweisung ins Krankenhaus.
*Augenkontakt:* Gründliches Spülen der Augen mit lauwarmem Wasser, Beiziehung des Augenarztes.

**WC-Desodorierungsmittel: Mäßige Gefährdung**

Sie enthalten im wesentlichen Netzmittel und Desinfektionsmittel.

*Symptome der Vergiftung:*
*Orale Aufnahme:* Entzündliche Schwellung der Mundschleimhaut, Erbrechen, Oberbauchschmerzen, Fieber, Bauchkrämpfe, Hustenreiz, Schwindel, Blutdruckabfall, Benommenheit.
*Hautkontakt:* Hautverätzungen.
*Augenkontakt:* Bindehautentzündungen.

**WC-Reiniger: Starke Gefährdung**

Sie enthalten im wesentlichen Säuren (Salzsäure usw.), Netzmittel, Soda usw.

*Symptome der Vergiftung:*
*Orale Aufnahme:* Entzündliche Schwellung der Mundschleimhaut, Erbrechen. Schluckbeschwerden, Oberbauchschmerzen, Blutdruckabfall, Verwirrtheit, Fieber, Muskelkrämpfe.
*Inhalation:* Hustenreiz, Atemnot.
*Hautkontakt:* Rötung der Haut, Empfindungsstörungen.
*Augenkontakt:* Bindehautentzündung, Erosionen der Hornhaut.

*Therapiemaßnahmen zur Ersten Hilfe:*
*Orale Aufnahme:* Reichliches Trinken von Wasser, Milch, später rohe Eier.
Verabreichung von Aluminiumhydroxid.
Kurzfristig mechanisches Erbrechen versuchen.
Rascheste Einweisung ins Krankenhaus.
*Hautkontakt:* Gründliche Waschung der betroffenen Hautbezirke mit kaltem Wasser.
Einweisung in Hautklinik.

*Augenkontakt:* Raschestes, gründliches Spülen der Augen mit lauwarmem Wasser, rascheste Einweisung in Augenklinik.

*Symptome der Vergiftung:*
*Orale Aufnahme:* Erscheinungen wie bei Alkoholkonsum, Schwindel, Verwirrtheit, Benommenheit, Erbrechen, Blutdruckabfall, Muskelkrämpfe, Bewußtlosigkeit.

*Therapiemaßnahmen zur Ersten Hilfe:*
*Orale Aufnahme:* Verabreichung von Speisesoda (1–3 Eßlöffel pro $1/4$ l Wasser).
Einweisung ins Krankenhaus.

**Weichspüler: Mäßige Gefährdung**

Sie enthalten in erster Linie Netzmittel.

*Symptome der Vergiftung:*
*Orale Aufnahme:* Erbrechen, Fieber, Muskelkrämpfe.
*Augenkontakt:* Bindehautentzündung.

*Therapiemaßnahmen zur Ersten Hilfe:*
*Orale Aufnahme:* Reichliches Trinken von Milch, später rohe Eier.
Mechanisches Erbrechen herbeiführen.
Einweisung ins Krankenhaus.
*Augenkontakt:* Gründliches Spülen der Augen mit lauwarmem Wasser, Beiziehung des Augenarztes.

## II. Körperpflegemittel

**Badezusätze zur Schaumbildung: Mäßige Gefährdung**

Sie enthalten im wesentlichen waschaktive Substanzen, pflanzliche Öle und Duftstoffe.

*Symptome der Vergiftung:*
*Orale Aufnahme:* Erbrechen, Schaum aus Mund und Nase, Aufstoßen, Blähungen, Durchfälle, Husten, Atemnot, Fieber.
*Augenkontakt:* Bindehautreizung.

*Therapiemaßnahmen zur Ersten Hilfe:*
*Orale Aufnahme:* Reichliches Trinken von Wasser oder Fruchtsaft. Verabreichung von Dimethylpolysiloxan (Erwachsene 100 mg, Kinder 50 mg). Einweisung ins Krankenhaus.
*Augenkontakt:* Gründliches Spülen der Augen mit lauwarmem Wasser. Beiziehung des Augenarztes.

**Badezusätze zur Parfümierung: Mäßige Gefährdung**

Sie enthalten im wesentlichen ätherische Öle.

*Symptome der Vergiftung:*
*Orale Aufnahme:* Schwindel, Erbrechen, Oberbauchschmerzen, Durchfall, Lungenentzündung, Muskelkrämpfe, Bewußtlosigkeit, Nierenversagen.

*Therapiemaßnahmen zur Ersten Hilfe:*
*Orale Aufnahme:* Kein künstliches Erbrechen hervorrufen, Verabreichung von einigen Eßlöffel Paraffinöl. Verabreichung von Glaubersalz (3 Eßlöffel pro $1/4$ l Wasser für Erwachsene, 1 Eßlöffel pro $1/4$ l Wasser für Kinder). Einweisung ins Krankenhaus.

**Haarfestiger – Haarlacke: Mäßige Gefährdung**

Sie enthalten im wesentlichen Bindemittel und Methylalkohol.

*Symptome der Vergiftung:*
*Orale Aufnahme:* Wirkungen wie bei Alkoholkonsum, Augenschäden.
*Inhalation:* Reizung der Atemwege, asthmaartige Beschwerden.

*Therapiemaßnahmen zur Ersten Hilfe:*
*Orale Aufnahme:* Mechanisch provoziertes Erbrechen versuchen, bei Einnahme größerer Mengen Einweisung ins Krankenhaus.
*Inhalation:* Beiziehung des Hausarztes.

**Haarshampoos: Mäßige Gefährdung**

Sie enthalten in der Hauptsache waschaktive Substanzen. Symptome und Maßnahmen wie bei Badezusätzen zur Schaumbildung.

**Nagelhärter: Mäßige Gefährdung**

Sie enthalten im wesentlichen Formaldehyd und Spiritus.

*Symptome der Vergiftung:*
*Orale Aufnahme:* Brennen der Mundschleimhaut, Erbrechen, Oberbauchschmerzen, Husten, Unruhe.

*Therapiemaßnahmen zur Ersten Hilfe:*
*Orale Aufnahme:* Verabreichung von Natriumdikarbonat – Speisesoda (1–2 Teelöffel auf $1/4$ l Wasser).
Verabreichung von Milch, gemischt mit 1–2 Teelöffel Tierkohle.
Verabreichung von Glaubersalz (3 Eßlöffel pro $1/4$ l Wasser für Erwachsene, 1 Eßlöffel pro $1/4$ l Wasser für Kinder).
Beiziehung des Hausarztes.

**Nagellackentferner: Starke Gefährdung**

Sie enthalten im wesentlichen Äthylacetat oder Aceton.

*Symptome der Vergiftung:*
*Orale Aufnahme:* Entzündliche Reizung der Mundschleimhaut, Geschwürbildung der Mundschleimhaut, Erbrechen, Oberbauchschmerzen, Hustenreiz, Schwindel, Blutdruckabfall, Fieber, Apathie, Benommenheit, Bewußtlosigkeit.
*Inhalation:* Atemnot, asthmaartige Beschwerden, Krämpfe der Bronchialmuskulatur.
*Augenkontakt:* Bindehautentzündung.

*Therapiemaßnahmen zur Ersten Hilfe:*
*Orale Aufnahme:* Rasch mechanisch ausgelöstes Erbrechen versuchen. Verabreichung von Glaubersalz (3 Eßlöffel pro $1/4$ l Wasser für Erwachsene, 1 Eßlöffel pro $1/4$ l Wasser für Kinder). Rasche Einweisung ins Krankenhaus.
*Inhalation:* Frischluftzufuhr, rasche Einweisung ins Krankenhaus.
*Augenkontakt:* Gründliche Spülung der Augen mit lauwarmem Wasser, Beiziehung des Augenarztes.

**Parfums-Toilettewässer: Mäßige Gefährdung**

Sie enthalten im wesentlichen Äthylalkohol und Duftstoffe. Die akute Gefährdung betrifft in erster Linie Kleinkinder.

*Therapiemaßnahmen zur Ersten Hilfe:*
*Orale Aufnahme:* Keine Milch und keine Öle verabreichen.
Verabreichung von Glaubersalz (3 Eß-

löffel pro $1/4$ l Wasser für Erwachsene, 1 Eßlöffel pro $1/4$ l Wasser für Kinder).
Verabreichung von Dimethylpolysiloxan (Erwachsene 100 mg, Kinder 50 mg).
Rasche Einweisung ins Krankenhaus.

# III. Pflanzenschutz- und Schädlings- bekämpfungsmittel

## Ameisenvertilgungsmittel

### a) Kaliumantimonyltartrat 1,6%: Mäßige Gefährdung

Packungaaufschrift beachten.

*Symptome der Vergiftung:*
*Orale Aufnahme:* Erbrechen, Bauchkrämpfe, Durchfälle, Schwäche.

*Therapiemaßnahmen zur Ersten Hilfe:*
*Orale Aufnahme:* Reichliche Zufuhr von in Wasser aufgeschwemmter Tierkohle (ca. 10mal mehr als die eingenommene Menge des Giftstoffes).
Verabreichung von Glaubersalz (3 Eßlöffel pro $1/4$ l Wasser für Erwachsene, 1 Eßlöffel pro $1/4$ l Wasser für Kinder).
Einweisung ins Krankenhaus.

### b) Diazinon 10% und Diacetonalkohol: Starke Gefährdung

*Symptome der Vergiftung:*
*Orale Aufnahme:* Entzündliche Schwellung der Mundschleimhaut, Speichelfluß, Tränenfluß, Schwitzen, Erbrechen, Muskelkrämpfe, Bewußtlosigkeit.

*Therapiemaßnahmen zur Ersten Hilfe:*
*Orale Aufnahme:* Reichliche Zufuhr von in Wasser aufgeschwemmter Tierkohle (ca. 10mal mehr als die eingenommene Menge des Giftstoffes). Verabreichung von Glaubersalz (3 Eßlöffel pro $^{1}/_{4}$ l Wasser für Erwachsene, 1 Eßlöffel pro $^{1}/_{4}$ l Wasser für Kinder).
Rascheste Einweisung ins Krankenhaus.

**c) Diphenylthiourea: Keine Gefährdung**

**d) Pyrethrumextrakt – Tiperonylbutoxid: Keine Gefährdung**

Gelegentlich können bei Inhalation dieses pulverförmigen Produktes Asthmaanfälle auftreten.

**e) Arsentrioxid 0,11%: Keine Gefährdung**

Arsen ist in niedriger, ungiftiger Konzentration enthalten.

**Cholinesterasehemmer: Starke Gefährdung**

**a) Phosphorsäureester**

*Symptome der Vergiftung:*
*Orale Aufnahme:* Schwindel, Kopfschmerzen, Erbrechen, Sehstörungen, Tränenfluß, Speichelfluß, Pulsverlangsamung.
Schwere Vergiftung: Muskelzuckungen, Durchfall, Atemnot, Muskelkrämpfe, Herzstillstand.

Inhalation und Hautkontakt haben ähnliche Symptome zur Folge wie bei der oralen Einnahme.

*Therapiemaßnahmen zur Ersten Hilfe:*
*Orale Aufnahme:* Rasche Verabreichung von Speisesoda (1–3 Eßlöffel pro $^{1}/_{4}$ l Wasser).
Rascheste Einweisung ins Krankenhaus.
*Hautkontakt:* Waschen des ganzen Körpers mit Wasser und Seife, ausgiebige Waschung der betroffenen Hautbezirke mit Speisesodalösung (1–3 Eßlöffel pro $^{1}/_{4}$ l Wasser).
Rasche Einweisung ins Krankenhaus.

**b) Carbamate: Starke Gefährdung**

Symptome und Therapie wie bei Phosphorsäureestern.

**Düngemittel: Mäßige Gefährdung**

*Symptome der Vergiftung:*
*Orale Aufnahme:* Schwindel, Erbrechen, Oberbauchschmerzen, Durchfälle, Fieber, Kopfschmerzen, Hustenreiz.

*Therapiemaßnahmen zur Ersten Hilfe:*
*Orale Aufnahme:* Gründliche Waschung der Mundhöhle.
Ein bis zwei Teelöffel Tierkohle in Milch ausschwemmen und in stündlichen Abständen schluckweise einnehmen (Vorbeugung vor Durchfällen).
In Zweifelsfall Beiziehung des Hausarztes.

**Fungizide (Pilzbekämpfungsmittel): Mäßige Gefährdung**

Sie enthalten im wesentlichen Dithiocarbonate, Phthalinide, Benzolderivate und Benzimidazole.

*Symptome der Vergiftung:*
*Orale Aufnahme:* Erbrechen, Durchfall, Hitzegefühl, Erregungszustände usw.

*Therapiemaßnahmen zur Ersten Hilfe:*
*Orale Aufnahme:* Meidung von Öl und Fett.
Sonst Behandlung wie bei Gartendüngemittel.

**Herbizide (Unkrautvertilgungsmittel): Unterschiedliche Gefährdung**

**a) Paraquat: Starke Gefährdung**

*Symptome der Vergiftung:*
*Orale Aufnahme:* Schweres Erbrechen, Durchfall, Nieren-, Leber- und Herzmuskelschädigungen.
Spätfolgen: Husten, Lungenentzündung, Lungenfibrose.

*Therapiemaßnahmen zur Ersten Hilfe:*
*Orale Aufnahme:* Rasche Verabreichung von in Wasser aufgeschwemmter Tierkohle (1–3 Eßlöffel pro $1/4$ l Wasser). Danach manuell herbeigeführtes Erbrechen. Rascheste Einweisung ins Krankenhaus.

**b) Diquat: Starke Gefährdung**

Symptome und Behandlung wie bei Paraquat.

**c) Carbamate, chlorierte Fettsäuren: Mäßige Gefährdung**

Symptome und Therapie wie bei Paraquat.

**d) Substituierte Phenoxydfettsäuren: Mäßige Gefährdung**

*Symptome der Vergiftung:*
*Orale Aufnahme:* Müdigkeit, Muskelzuckungen, Muskelkrämpfe, Bewußtlosigkeit.

*Therapiemaßnahmen zur Ersten Hilfe:*
*Orale Aufnahme:* Verabreichung von Speisesoda (1–3 Eßlöffel pro $1/4$ l Wasser).
Einweisung ins Krankenhaus.

**e) Diazine: Mäßige Gefährdung**

Behandlung wie bei Paraquat.

**f) Harnstoffderivate**

**g) Triazine**

**h) Substituierte Benzoesäuren: Keine Gefährdung**
Im Zweifelsfall Beiziehung des Hausarztes.

**Insektizide: Chlorierte Kohlenwasserstoffe: Starke Gefährdung**

**a) DDT (Dichlordiphenyltrichloräthan)**

*Symptome der Vergiftung:*
*Orale Aufnahme:* Erbrechen, Schwäche, Schwindel, Zittern, Muskelkrämpfe.

*Therapiemaßnahmen zur Ersten Hilfe:*
*Orale Aufnahme:* Verabreichung von

Glaubersalz (3 Eßlöffel pro $1/4$ l Wasser für Erwachsene, 1 Eßlöffel pro $1/4$ l Wasser für Kinder).
Rasche Einweisung ins Krankenhaus.

### b) Hexachlorcyclohexan

*Symptome der Vergiftung:*
*Orale Aufnahme:* Erbrechen, Durchfall, Muskelkrämpfe.

*Therapiemaßnahmen zur Ersten Hilfe:*
*Orale Aufnahme:* Wie bei DDT.

*Therapiemaßnahmen zur Ersten Hilfe:*
*Orale Aufnahme:* Rasches, medikamentös herbeigeführtes Erbrechen (Ipecac-Sirup).
Verabreichung von Glaubersalz (3 Eßlöffel pro $1/4$ l Wasser für Erwachsene, 1 Eßlöffel pro $1/4$ l Wasser für Kinder).
Verabreichung von Speisesoda (1–3 Eßlöffel pro $1/4$ l Wasser).
Rasche Einweisung ins Krankenhaus.

### c) P-Dichlorbenzol: Mäßige Gefährdung

*Symptome der Vergiftung:*
*Orale Aufnahme:* Entzündliche Schwellung der Mundschleimhaut, Erbrechen, Oberbauchschmerzen, Durchfälle, Bauchkrämpfe, Schwindel, Schwäche, Fieber, Bewußtlosigkeit.

*Therapiemaßnahmen zur Ersten Hilfe:*
*Orale Aufnahme:* Medikamentös herbeigeführtes Erbrechen (Ipecacsirup).
Verabreichung von Paraffinöl (1 ml pro kg Körpergewicht).
Verabreichung von Glaubersalz (3 Eßlöffel pro $1/4$ l Wasser für Erwachsene, 1 Eßlöffel pro $1/4$ l Wasser für Kinder).
Rasche Einweisung ins Krankenhaus.

### d) Kampfer: Starke Gefährdung

*Symptome der Vergiftung:*
*Orale Aufnahme:* Schwindel, Erbrechen, Verwirrung, Unruhe, Haluzinationen, Muskelkrämpfe, Kreislaufkollaps.

*Therapiemaßnahmen zur Ersten Hilfe:*
*Orale Aufnahme:* Medikamentös herbeigeführtes Erbrechen (Ipecacsirup).
Verabreichung von Glaubersalz (3 Eßlöffel pro $1/4$ l Wasser für Erwachsene, 1 Eßlöffel pro $1/4$ l Wasser für Kinder).
Rascheste Einweisung ins Krankenhaus.

## Mottenschutzmittel

### a) Naphthalin: Starke Gefährdung

*Symptome der Vergiftung:*
*Orale Aufnahme:* Schwindel, Erbrechen, Durchfälle, Oberbauchschmerzen, Blutdruckabfall, Muskelkrämpfe, Kreislaufkollaps, Nierenversagen.

### b) Scillaren A und B

*Symptome der Vergiftung:*
*Orale Aufnahme:* Erbrechen, Durchfälle, Bauchkrämpfe, Muskelkrämpfe, Herzrhythmusstörungen, Herzstillstand.

*Therapiemaßnahmen zur Ersten Hilfe:*
Wie bei Thallium.

### c) Fluoracetat: Starke Gefährdung

Symptome und Therapie wie bei Thallium.

**d) Chloralose-Glucochloral: Starke Gefährdung**

*Symptome der Vergiftung:*
*Orale Aufnahme:* Muskelzuckungen, Muskelkrämpfe, Halluzinationen, Atemnot, Blutdruckabfall, Bauchschmerzen, Bewußtlosigkeit.

*Therapiemaßnahmen zur Ersten Hilfe:*
*Orale Aufnahme:* Verabreichung von Glaubersalz (3 Eßlöffel pro $1/4$ l Wasser für Erwachsene, 1 Eßlöffel pro $1/4$ l Wasser für Kinder).
Rasche Einweisung ins Krankenhaus.

**e) Zinkphosphid: Starke Gefährdung**

*Symptome der Vergiftung:*
*Orale Aufnahme:* Erbrechen, Oberbauchschmerzen, Benommenheit.
*Inhalation:* Brennen im Rachen, Atemnot, Erbrechen, Oberbauchschmerzen, Kopfschmerzen, Schwindel, Schwächegefühl.

*Therapiemaßnahmen zur Ersten Hilfe:*
*Orale Aufnahme:* Mechanisches Erbrechen herbeiführen.
Verabreichung von Glaubersalz (3 Eßlöffel pro $1/4$ l Wasser für Erwachsene, 1 Eßlöffel pro $1/4$ l Wasser für Kinder).
Rasche Einweisung ins Krankenhaus.
*Inhalation:* Frischluftzufuhr.
Rasche Einweisung ins Krankenhaus.

**f) Crimidin-Aminodiacin: Mäßige Gefährdung**

*Symptome der Vergiftung:*
*Orale Aufnahme:* Erbrechen, Oberbauchschmerzen, Durchfall, Muskelkrämpfe, Unruhe, Atemnot, rascher Puls, Bewußtlosigkeit.

*Therapiemaßnahmen zur Ersten Hilfe:*
*Orale Aufnahme:* Verabreichung von in Wasser aufgeschwemmter Tierkohle (1 g pro kg Körpergewicht).
Verabreichung von Glaubersalz (3 Eßlöffel pro $1/4$ l Wasser für Erwachsene, 1 Eßlöffel pro $1/4$ l Wasser für Kinder).
Rasche Einweisung ins Krankenhaus.

**g) Cumarinderivate: Keine Gefährdung**

Im Zweifelsfall, Beiziehung des Hausarztes.

**Pflanzenextrakte**

**a) Rotenon**

Sie enthalten Extrakte aus tropischen Gewächsen und Lösungsmittel.

*Symptome der Vergiftung:*
*Orale Aufnahme:* Erbrechen, Atemnot, Oberbauchschmerzen, Zittern, Muskelkrämpfe, Bewußtlosigkeit.

*Therapiemaßnahmen zur Ersten Hilfe:*
*Orale Aufnahme:* Verabreichung von Glaubersalz (3 Eßlöffel pro $1/4$ l Wasser für Erwachsene, 1 Eßlöffel pro $1/4$ l Wasser für Kinder).
Rascheste Einweisung ins Krankenhaus.

**b) Pyrethrum: Starke Gefährdung**

Symptome und Therapie wie bei Rotenon.

195

## Rattengift

### a) Thallium: Starke Gefährdung

*Symptome der Vergiftung:*
*Orale Aufnahme:* Erbrechen, Durchfall, Bauchkrämpfe, schwere neuralgische Schmerzen der Beine, Leber- und Nierenschaden.

*Therapiemaßnahmen zur Ersten Hilfe:*
*Orale Aufnahme:* Verabreichung von Glaubersalz (3 Eßlöffel pro $1/4$ l Wasser für Erwachsene, 1 Eßlöffel pro $1/4$ l Wasser für Kinder).
Rascheste Einweisung ins Krankenhaus.

### Schneckenkörner: Mäßige Gefährdung

*Symptome der Vergiftung:*
*Orale Aufnahme:* Erbrechen, Schwindel, Speichelfluß, Müdigkeit, Muskelzucken, Muskelkrämpfe, Fieber, Blutdruckabfall, Bewußtlosigkeit.

*Therapiemaßnahmen zur Ersten Hilfe:*
*Orale Aufnahme:* Medikamentös herbeigeführtes Erbrechen (Ipecacsirup). Verabreichung von Glaubersalz (3 Eßlöffel pro $1/4$ l Wasser für Erwachsene, 1 Eßlöffel pro $1/4$ l Wasser für Kinder).
Rasche Einweisung ins Krankenhaus.

# IV. Freizeit – Hobby

## Anzündprodukte: Unterschiedliche Gefährdung

### a) Anzündtabletten – Metaldehyd

*Symptome der Vergiftung:*
*Orale Aufnahme:* Schwindel, Erbrechen, Oberbauchschmerzen, Blutdruckschwankungen, rascher Puls, Fieber, Husten, Muskelkrämpfe, Bewußtlosigkeit.

*Therapiemaßnahmen zur Ersten Hilfe:*
*Orale Aufnahme:* Verabreichung von Glaubersalz und Speisesoda (je 3 Eßlöffel pro $1/2$ l Wasser für Erwachsene, je 1 Eßlöffel pro $1/2$ l Wasser für Kinder).
Rasche Einweisung ins Krankenhaus.

### b) Anzündtabletten – Hexamethylentetramin: Mäßige Gefährdung

*Symptome der Vergiftung:*
*Orale Aufnahme:* Erbrechen, Oberbauchschmerzen, Husten.

*Therapiemaßnahmen zur Ersten Hilfe:*
*Orale Aufnahme:* Reichlich Wasser trinken. Zufuhr von Speisesoda (1–3 Eßlöffel pro $1/4$ l Wasser).
Beiziehung des Hausarztes.

### c) Anzündwürfel – Petroldestillate in Kunststoffschaum: Keine Gefährdung

Im Zweifelsfalle Beiziehung des Hausarztes.

### d) Flüssige Anzünder – Petroldestillate: Starke Gefährdung

*Symptome der Vergiftung:*
*Orale Aufnahme:* Erbrechen, Fieber, Atemnot, rascher Puls.

*Therapiemaßnahmen zur Ersten Hilfe:*
*Orale Aufnahme:* Reichlich Wasser trinken. Kinder in Bauch- und Kopftieflage halten.

Rascheste Einweisung ins Krankenhaus.

### e) Anzündpaste: Keine Gefährdung

In Zweifelsfalle Beiziehung des Hausarztes.

### Autopflegemittel: Unterschiedliche Gefährdung

### a) Frostschutzmittel für Autokühler: Starke Gefährdung

Sie enthalten Äthylenglykol.

*Symptome der Vergiftung:*
*Orale Aufnahme:* Entzündliche Schwellung der Mundschleimhaut, Erbrechen, Oberbauchschmerzen, Schwindel, Kopfschmerzen, Blutdruckabfall, Benommenheit, Muskelkrämpfe, Bewußtlosigkeit.
*Inhalation:* Ähnliche Symptome wie bei oraler Aufnahme.
*Augenkontakt:* Bindehautentzündung.

*Therapiemaßnahmen zur Ersten Hilfe:*
*Orale Aufnahme:* Trinken von Äthylalkohol (z. B. $1/8$ l Cognac).
Rascheste Einweisung ins Krankenhaus.
*Inhalation:* Wie bei oraler Aufnahme.
*Augenkontakt:* Gründliches Spülen der Augen mit lauwarmem Wasser.
Rascheste Einweisung in Augenklinik.

### b) Autopolituren: Starke Gefährdung

Sie enthalten im wesentlichen Wachse, Silikon, Waschmittel und Kerosin.

*Symptome der Vergiftung:*
*Orale Aufnahme:* Benommenheit, Husten, Unruhe.

*Therapiemaßnahmen zur Ersten Hilfe:*
*Orale Aufnahme:* Verabreichung von Glaubersalz (3 Eßlöffel pro $1/4$ l Wasser für Erwachsene, 1 Eßlöffel pro $1/4$ l Wasser für Kinder).
Rasche Einweisung ins Krankenhaus.

### c) Autoshampoos: Mäßige Gefährdung

Sie enthalten im wesentlichen Waschmittel, Lösungsmittel und Alkohol.

*Symptome der Vergiftung:*
*Orale Aufnahme:* Schwindel, schaumiges Erbrechen, Husten.
*Augenkontakt:* Bindehautentzündung.

*Therapiemaßnahmen zur Ersten Hilfe:*
*Orale Aufnahme:* Kein Erbrechen provozieren.
Reichlich Wasser, Fruchtsaft, Milch trinken.
Verabreichung von Dimethylpolysiloxan (Erwachsene 100 mg – ca. ein $1/8$-l-Glas, Kinder 50 mg).
Rasche Einweisung ins Krankenhaus.
*Augenkontakt:* Gründliches Spülen der Augen mit lauwarmem Wasser, rasche Einweisung in die Augenklinik.

### d) Autoscheibenenteiser: Unterschiedliche Gefährdung

Sie enthalten entweder Äthylenglycol oder Isotropanol.

*Symptome der Vergiftung:*
*Orale Aufnahme:* Erregbarkeit, Bauchschmerzen.
*Augenkontakt:* Bindehautentzündung.

*Therapiemaßnahmen zur Ersten Hilfe:*
*Orale Aufnahme:* Zufuhr von Wasser, Fruchtsaft oder Milch.
Einnahme von zwei Kalziumbrausetabletten in $1/4$ l Wasser.
Beiziehung des Hausarztes.
*Augenkontakt:* Gründliches Spülen der Augen mit lauwarmem Wasser.
Rasche Einweisung in Augenklinik.

**Batterieinhalt: Unterschiedliche Gefährdung**

**a) Autobatterien: Starke Gefährdung**

Sie enthalten im wesentlichen Schwefelsäure und metallische Schwefelverbindungen.

*Symptome der Vergiftung:*
*Orale Aufnahme:* Schwere Verätzungen im Mund, Speiseröhre, Magen, Kreislaufkollaps.
*Hautkontakt:* Schwere Verätzungen.
*Augenkontakt:* Schwere Verätzungen von Bindehaut und Hornhaut.

*Therapiemaßnahmen zur Ersten Hilfe:*
*Orale Aufnahme:* Reichlich Wasser, Milch trinken, Aluminiumhydroxid, mehrere rohe Eier. Rascheste Einweisung ins Krankenhaus.
*Hautkontakt:* Ausgiebiges Waschen der betroffenen Hautbezirke, rascheste Einweisung in Hautklinik.
*Augenkontakt:* Gründliches Spülen der Augen mit lauwarmem Wasser.
Rascheste Einweisung in Augenklinik.

**b) Taschenlampenbatterien (Kohle-Zink-Batterien): Mäßige Gefährdung**

*Symptome der Vergiftung:*
*Orale Aufnahme:* Entzündliche Schwellung der Mundschleimhaut, Erbrechen, Oberbauchschmerzen, Durchfall.
*Hautkontakt:* Hautrötung.
*Augenkontakt:* Bindehautentzündung.

*Therapiemaßnahmen zur Ersten Hilfe:*
*Orale Aufnahme:* Reichlich Wasser, Milch trinken, rohe Eier.
Einweisung ins Krankenhaus.
*Hautkontakt:* Ausgiebiges Waschen der betroffenen Hautbezirke mit kaltem Wasser, Beiziehung des Hausarztes.
*Augenkontakt:* Gründliches Spülen der Augen mit lauwarmem Wasser.
Rasche Einweisung in Augenklinik.

**c) Knopfbatterien (Quecksilber, Mangan-Alkali): Keine Gefährdung**

Im Zweifelsfalle Hausarzt beiziehen.

**Insektenvertilgungsmittel: Mäßige Gefährdung**

Sie enthalten im wesentlichen ätherische Öle, Duftstoffe und Alkohole.

*Symptome der Vergiftung:*
*Orale Aufnahme:* Entzündliche Schwellung der Mundschleimhaut, Erbrechen, Oberbauchschmerzen, Durchfälle, Reizhusten.
*Inhalation:* Hustenreiz, Schwindel, Erbrechen, Benommenheit, Müdigkeit.

*Therapiemaßnahmen zur Ersten Hilfe:*
*Orale Aufnahme:* Reichlich Wasser,

Fruchtsäfte oder Milch trinken, danach Breikost. Beiziehung des Hausarztes.
*Inhalation:* Wie bei oraler Aufnahme.

**Klebemittel: Mäßige Gefährdung**

**a) Kleber aus Epoxidharz, Dibutylphtalat und Dimethylaminopropylamin**

*Symptome der Vergiftung:*
*Orale Aufnahme:* Entzündliche Schwellung der Mundschleimhaut, Erbrechen, Durchfall.

*Therapiemaßnahmen zur Ersten Hilfe:*
*Orale Aufnahme:* Reichlich Wasser, Fruchtsäfte oder Essigwasser trinken (Essig mit Wasser zu gleichen Teilen mischen). Beiziehung des Hausarztes.
*Hautkontakt:* Ausgiebiges Waschen der betroffenen Hautbezirke mit kaltem Wasser. Einweisung in Hautklinik.
*Augenkontakt:* Gründliches Spülen der Augen mit lauwarmem Wasser. Rasche Einweisung in Augenklinik.

**b) Neopren: Mäßige Gefährdung**

**c) Zyanoacrylat: Mäßige Gefährdung**

**d) Polyvinylalkoholkopolymer: Mäßige Gefährdung**

**e) Polystyrolharze: Mäßige Gefährdung**

*Symptome der Vergiftung:*
*Orale Aufnahme:* Wie bei Epoxidharz.
*Inhalation:* Euphorie, Müdigkeit, Schläf-rigkeit, Schwindel, Schwitzen, Blutdruckanstieg, Erbrechen, Atemnot, Herzklopfen, Bewußtlosigkeit.
*Hautkontakt:* Wie bei Epoxidharz.
*Augenkontakt:* Wie bei Epoxidharz.

*Therapiemaßnahmen zur Ersten Hilfe:*
*Orale Aufnahme:* Gründliche Reinigung und Spülung der Mundschleimhaut mit warmem Wasser.
Medikamentös herbeigeführtes Erbrechen versuchen (Ipecacsirup).
Verabreichung von Glaubersalz (3 Eßlöffel pro $1/4$ l Wasser für Erwachsene, 1 Eßlöffel pro $1/4$ l Wasser für Kinder).
Kein Fett, Öl oder Alkohol verabreichen.
Rasche Einweisung ins Krankenhaus.
*Hautkontakt:* Wie bei Epoxidharz.
*Augenkontakt:* Wie bei Epoxidharz.

**Kühlelemente: Keine Gefährdung**

Der Inhaltsstoff wird vom Magen-Darmtrakt nicht resorbiert. Im Zweifelsfall Hausarzt beiziehen.

**Schwimmbadchemikalien: Unterschiedliche Gefährdung**

**1. Desinfektionsmittel: Starke Gefährdung**

**a) Chlorverbindungen**

*Symptome der Vergiftung:*
*Orale Aufnahme:* Verätzungen der Mundschleimhaut, der Speiseröhre und des Magens.
*Inhalation:* Starkes Brennen der Schleimhäute, akuter Hustenreiz, Atemnot.
*Hautkontakt:* Entzündliche Rötung der Haut, Hautverbrennungen.

*Augenkontakt:* Bindehautentzündung, Hornhautverätzungen.

*Therapiemaßnahmen zur Ersten Hilfe:*
*Orale Aufnahme:* Reichliches Trinken von Wasser oder Milch.
Verabreichung von Natriumthiosulfat 1–4% (200 ml = ca. $1/4$ l).
Rascheste Einweisung ins Krankenhaus.
*Inhalation:* Frischluftzufuhr, Hochlagern des Oberkörpers, absolute körperliche Ruhe einhalten.
Rascheste Einweisung ins Krankenhaus.
*Hautkontakt:* Ausgiebiges Waschen der betroffenen Hautbezirke mit kaltem Wasser, rascheste Einweisung in Hautklinik.
*Augenkontakt:* Gründliches Spülen der Augen mit lauwarmem Wasser, rascheste Einweisung in Augenklinik.

## b) Chlorstabilisierungsmittel: Mäßige Gefährdung

*Symptome der Vergiftung:*
*Orale Aufnahme:* Entzündliche Schwellung der Mundschleimhaut, Erbrechen, Durchfall.
*Inhalation:* Reizhusten, Atemnot.
*Hautkontakt:* Entzündliche Hautrötung.
*Augenkontakt:* Bindehautentzündung.

*Therapiemaßnahmen zur Ersten Hilfe:*
*Orale Aufnahme:* Reichliches Trinken von Wasser oder Milch.
*Inhalation:* Frischluftzufuhr, Beiziehung des Hausarztes.
*Hautkontakt:* Ausgiebiges Waschen der betroffenen Hautbezirke mit kaltem Wasser, Beiziehung des Hausarztes.
*Augenkontakt:* Gründliches Spülen der Augen mit lauwarmem Wasser. Einweisung in Hautklinik.

*Augenkontakt:* Gründliches Spülen der Augen mit lauwarmem Wasser, rasche Einweisung in Augenklinik.

## c) Algenvertilgungsmittel: Starke Gefährdung

Sie enthalten Benzolkoniumchlorid.

*Symptome der Vergiftung:*
*Orale Aufnahme:* Schwindel, Erbrechen, Verwirrtheit, Kreislaufkollaps, Muskelkrämpfe, Lähmung der Atemmuskulatur.
*Hautkontakt:* Hautverbrennungen.
*Augenkontakt:* Bindehautentzündung, Hornhautverätzung.

*Therapiemaßnahmen zur Ersten Hilfe:*
*Orale Aufnahme:* Reichliches Trinken von Milch und mehreren rohen Eiern.
Medikamentös verursachtes Erbrechen (Ipecacsirup). Rascheste Einweisung ins Krankenhaus.
*Hautkontakt:* Ausgiebiges Waschen der betroffenen Hautbezirke mit kaltem Wasser, Einweisung in Hautklinik.
*Augenkontakt:* Ausgiebige Spülung der Augen mit lauwarmem Wasser, rascheste Einweisung in Augenklinik.

## d) Entkalkungsmittel: Mäßige Gefährdung

Sie enthalten im wesentlichen Polyphosphate.

*Symptome der Vergiftung:*
*Orale Aufnahme:* Verätzungen der Mundschleimhaut, der Speiseröhre und des Magens.
*Hautkontakt:* Hautverätzungen.
*Augenkontakt:* Bindehautentzündung, Hornhautverätzungen.

*Therapiemaßnahmen zur Ersten Hilfe:*
*Orale Aufnahme:* Reichliches Trinken von Wasser oder Milch.
Verabreichung von zwei Kalziumbrausetabletten in $^1/_4$ l Wasser.
Rasche Einweisung ins Krankenhaus.
*Hautkontakt:* Ausgiebiges Waschen der betroffenen Hautbezirke mit kaltem Wasser. Einweisung in Hautklinik.
*Augenkontakt:* Gründliches Spülen der Augen mit lauwarmem Wasser, rasche Einweisung in Augenklinik.

**Thermometerinhalt**

**a) Fieberthermometer: Keine Gefährdung**

Metallisches Quecksilber wird vom Magen-Darm-Trakt nicht resorbiert.
Die Gefahr von Quecksilberdampfinhalation durch ein zerbrochenes Fieberthermometer ist infolge der geringen Menge als unbedenklich einzustufen.

*Therapiemaßnahmen zur Ersten Hilfe:*
Rasche Entfernung der Thermometerbestandteile durch Staubsauger, im Zweifelsfall Hausarzt beiziehen.

**b) Badethermometer: Keine Gefährdung**

Sie enthalten im wesentlichen Farbstoffe und Alkohol.

*Symptome der Vergiftung:*
*Orale Aufnahme:* Gelegentlich Speichelfluß und Erbrechen.

*Therapiemaßnahmen zur Ersten Hilfe:*
*Orale Aufnahme:* Reichlich Wasser oder

Milch trinken. Beiziehung des Hausarztes.

**Tinte: Keine Gefährdung**

**Tusche: Keine Gefährdung**

Im Zweifelsfall Hausarzt beiziehen.

**Zigaretten und Tabakwaren: Mäßige Gefährdung**

*Symptome der Vergiftung:*
*Orale Aufnahme:* Schwindel, Erbrechen, Oberbauchschmerzen, Durchfall, rascher Puls, Blutdruckschwankungen, Atemnot. Blässe, kalter Schweiß, Muskelzittern, Muskelkrämpfe, Verwirrtheit, Unruhe, Kopfschmerzen, Müdigkeit.

*Therapiemaßnahmen zur Ersten Hilfe:*
*Orale Aufnahme:* Mechanisch oder medikamentös verursachtes Erbrechen (Ipecacsirup) herbeiführen.
Verabreichung von Glaubersalz (3 Eßlöffel pro $^1/_4$ l Wasser für Erwachsene, 1 Eßlöffel pro $^1/_4$ l Wasser für Kinder).
Rasche Einweisung ins Krankenhaus.

**Zündhölzer**

**a) Zündholzköpfchen: Keine Gefährdung**

**b) Zündholzschachtelreibfläche: Keine Gefährdung**

Im Zweifelsfall Hausarzt beiziehen.

# Rezepte und Lebenselixiere

Die in der Folge beschriebenen Rezepturen stellen eine kurze Auswahl von natürlichen Hausmitteln dar, die man jederzeit selbst herstellen oder in einer Kräuterapotheke besorgen und bei den entsprechenden Krankheitsbildern unterstützend anwenden kann. Die Aufstellung erhebt selbstverständlich nicht den Anspruch der Vollständigkeit.

◆ **»Lebenselixier«** zur allgemeinen Kräftigung:
250 g Wacholderbeeren (zerquetschen)
250 g Kümmel (zerstoßen)
250 g Knoblauch (zerquetschen)
250 g Kandiszucker
2 l guter Weinbrand
2 l Wasser
Wasser mit Kandiszucker aufkochen, alle Zutaten in das kochende Wasser geben und noch mehrmals aufwallen lassen. Alles durch ein Tuch gießen und den Weinbrand dazugeben. In Flaschen abfüllen. Morgens und abends ein kleines Gläschen trinken.

◆ **Der tägliche Energiedrink:**
Ascorbinsäure (Vitamin C) 1 gehäufter Teelöffel
Magnesiumchlorid(-chloratum) 1 Messerspitze
Obstessig 1 Eßlöffel
Honig 1 Eßlöffel
Die Zutaten in 1/4 l warmes Wasser einrühren und täglich morgens nüchtern trinken. Danach 1/4 l Wasser nachtrinken.

◆ **Holunderlimonade gegen Erkältungen:**
1 kg Zucker
8 l Wasser
3 Zitronen (als Ganzes in Scheiben schneiden)
5 Holunderblütendolden
40 g Weinsteinsäure
1/8 l Apfelessig
Alle Zutaten in einem Gefäß vermischen, ca. 10 Tage an einen sonnigen Platz stellen. Jeden Tag gut umrühren. Dann in Flaschen füllen und an einen kühlen Ort (Keller oder Kühlschrank) stellen. Täglich 1/4 l trinken.

◆ **Milchsäure,** milchsaure Pflanzensäfte, Brottrunk zur Regulation des Stoffwechsels:
Die Milchsäure spielt eine Schlüsselrolle bei den meisten Stoffwechselvorgängen im Körper. Sie ist die wichtigste biochemische Vermittlersubstanz für die ordnungsgemäße Aufnahme (Resorption) von Nährstoffen aus dem Darm, in das Blut und in das Lymphsystem. Die meisten Vitamine, Mineralstoffe und Spurenelemente können nur an Milchsäure gebunden (als »milchsaure Salze«) in den Körper gelangen. Die ausreichende Versorgung mit Milchsäure stellt daher eine gewisse Garantie für die ausreichende Versorgung des Körpers mit Nähr- und Vitalstoffen dar.
Praktische Durchführung:
Milchsäuretropfen, in konzentrierter Form (Apotheke) in den täglichen Ernährungsplan einbauen. Jeweils täglich

10 bis 20 Tropfen zu Fruchtsäften oder anderen Getränken mischen.

Pflanzensäfte, die sich dafür eignen, werden durch Zusatz von Hefe zu »milchsauren Säften«. Sie sind biologisch wertvoller als die Rohsäfte (Reformhaus).

Gleiches gilt für den sogenannten »Brottrunk«, der aus verschiedenen Getreidesorten gebraut wird.

Die regelmäßige Zufuhr von Milchsäure oder Milchsäure-Produkten ist eine unerläßliche Zusatzmaßnahme bei: Darmleiden, allergischen Erkrankungen, Immunschwäche-Syndromen, Hautleiden usw.

◆ **Zwiebelsirup** gegen Husten:
500 g Kandiszucker
500 g frische Zwiebeln
$1/2$ l Wasser
5 Eßlöffel Honig
Die Zwiebeln mit der Schale fein schneiden, mit Wasser und Kandiszukker gut kochen, bis ein dickflüssiger Sirup entsteht. Danach den Honig zugeben.
Bei Husten täglich mehrmals ein kleines Glas trinken.

◆ **Goldmelissensirup** für guten Schlaf:
100 g frische Goldmelissenblüten oder 10 g getrocknete Goldmelissenblüten
1 l Wasser
40 g Zitronensäure
1,5 g Zucker
Goldmelissenblüten mit kochendem Wasser übergießen und 24 Stunden ziehen lassen. Dann Abseihen und Zitronensäure und Zucker einrühren. Gut auflösen, in Flaschen abfüllen und an einen kühlen Ort stellen.
Abends ein kleines Glas trinken.

◆ **Rosmarinwein** zur Kreislaufstärkung:
100 g Rosmarinblätter
700 g Weißwein
100 g Traubenzucker
Die Rosmarinblätter mit kaltem Weißwein übergießen und eine Woche ziehen lassen. Täglich gut durchrühren. Dann durch ein Tuch abpressen und den Traubenzucker beifügen.
Morgens und mittags ein kleines Glas trinken.

◆ **Löwenzahnhonig** zur besseren Verdauung:
100 Stück gelbe Löwenzahnblüten
2 l Wasser
2 im Ganzen geschnittene Zitronen
10 Tannenknospen
750 g Kandiszucker
750 g Zucker
Löwenzahnblüten mit Wasser, Tannenknospen und Zitronen mehrere Minuten leicht kochen. Dann abpressen und Kandiszucker und Zucker wie Marmelade einkochen.

# Mittel zur äußerlichen Anwendung

◆ **Johanniskrautöl** zur Behandlung von Verletzungen:
200 g frische Johanniskrautblüten
1 l Olivenöl oder Sonnenblumenkernöl
Die Johanniskrautblüten in eine 2-l-Flasche geben, mit Öl auffüllen und verschließen. Etwa 4 Wochen an einen sonnigen Platz stellen. Durch die Sonne färbt sich das Öl bald rot. Danach abpressen und für Einreibungen oder Umschläge bei allen Arten von Verletzungen (auch offene Wunden) verwenden.

◆ **Franzbranntwein:** Einreibungen gegen Rheumaschmerzen
Franzbranntwein mit Watte auf die betroffene Region auftragen und fest bis zur Hautrötung einreiben. Danach ein weiches Tuch mit Franzbranntwein benetzen und auflegen. Darüber einen heißen Thermophor und mit warmer Decke zudecken. Ca. 1 Stunde einwirken lassen.
Dieses uralte, sehr unterschätzte Volksheilmittel bringt rasche und nachhaltige Linderung bei rheumatischen Gelenks- und Gliederschmerzen.

◆ **Universalhautöl** (Formel F-Plus nach Airola):
Eignet sich zur Behandlung von unreiner, trockener und faltiger Haut.
Olivenöl
Sesamöl
Avocadoöl
Mandelöl je 2 Eßlöffel
Vitamin-A+E-Tropfen
Parfum
Die Zutaten in Drogerie oder Apotheke besorgen. Die Öle in eine kleine Flasche füllen, 20 Vitamin-A+E-Tropfen und 2 bis 3 Parfumtropfen zugeben. Gut schütteln und im Kühlschrank aufbewahren. Täglich mehrmals nach Belieben anwenden. Kann auch bei verschiedenen Hautkrankheiten zusätzlich verwendet werden.

# Weitere einfache Rezepte – in der Apotheke zu besorgen

◆ **Magentropfen** gegen Appetitlosigkeit:
Dieses Mittel dient zur Anregung der Magensäfte und darüber hinaus der Vorbereitung der großen Verdauungsdrüsen (Leber, Galle, Bauchspeicheldrüse) auf die nachfolgende Mahlzeit. Ähnlich wertvolle Dienste leisten alle anderen »Kräuterbitter« ähnlicher Zusammensetzung.
Rp.
Tinct. Gentianae
Tinct. Rhei aquos.
Tinct. Angelicae
Tinct. Galangae
Tinct. aromat. aa. 5,0
OP I
D. S. vor jeder größeren Mahlzeit 10 bis 20 Tropfen in etwas Wasser.

◆ **Magenpulver** gegen chronische Magenbeschwerden aller Art:
Die vorliegende Rezeptur stammt aus der althergebrachten Naturmedizin und war unter dem Namen »Solamen hypochondriacum« bekannt. Da die meisten chronischen Magenleiden seelisch-vegetative Ursachen haben, muß ein auf Dauer wirksames Mittel auch diesen Faktor berücksichtigen.
Rp.
Magn. carbon.
Kal. sulfur.
Pulv. Rhei
Rad. Valer.
Fruct. Foenic. aa 10,0
OP I
D. S. Je 1 Teelöffel mit Wasser nach jeder größeren Mahlzeit einnehmen.

◆ **Darmreinigungssalz** gegen Darmträgheit:
Es setzt sich aus mehreren Mineralsalzen zusammen, die zum Teil eine Verflüssigung des Stuhles bewirken und zum Teil in den Körper aufgenommen werden und dadurch den Mineralstoffgehalt erhöhen. Das Darmreinigungssalz sollte im Rahmen einer Diätkur täglich regelmäßig eingenommen werden.

Die tägliche Einnahme sollte nicht mehr als drei Wochen andauern. Für den Dauergebrauch genügt meist eine einmalige Einnahme pro Woche. Am Einnahmetag sollte darauf geachtet werden, nicht zu viel Rohkost, Vollwertkost und sonstige gärungsfreudige Nahrungsmittel zu sich zu nehmen, um übermäßige Blähungen oder extreme Durchfälle zu vermeiden.

Rp.
Magnesium sulfuricum a 60,0
Natrium sulfuricum a 60,0
Kalium sulfuricum a 50,0
Natrium bicarbonicum a 20,0
Acidum tartaricum a 10,0
OP I
D. S. 3 Wochen lang täglich; danach 2 Wochen lang jeden 2. Tag; danach, auf Dauer, 1- bis 2mal pro Woche morgens nüchtern 1 gehäuften Teelöffel in $^1/_4$ l Wasser einnehmen. Danach $^1/_4$ l Wasser nachtrinken.

◆ **Darmreinigungsmittel** (mild):
Das milde Darmreinigungssalz mit Mannasirup ist, wie der Name schon sagt, ein Mittel, welches die Darmschleimhäute auch bei längerem Gebrauch nicht übermäßig reizt und außerdem keine Gewöhnung verursacht. Bei den meisten »klassischen« Abführmitteln (auch bei Kräutertees u. dgl.) ist dies sehr wohl der Fall. Andererseits ist bei diesem Mittel die Wirkung nicht immer spektakulär, und es ist trotzdem möglich, daß einmal für 1 bis 2 Tage kein Stuhlgang eintritt.

Rp.
Mannasirup 10,00%
Natriumsulfat 1,40%
Magnesiumsulfat 1,40%
Kaliumsulfat 0,80%
Natriumtartrat 0,60%
Kaliumtartrat 0,20%

Orangendicksaft 8,00%
Wasser, ev. Kons. ad 100%
OP I
D. S. Für den täglichen Dauergebrauch geeignet. Täglich morgens nüchtern je 2 bis 3 Eßlöffel in $^1/_4$ l Wasser einnehmen. Danach $^1/_4$ l Wasser nachtrinken.

◆ **Basensalz** gegen Übersäuerung des Stoffwechsels:
Eine Übersäuerung des Stoffwechsels entsteht zumeist durch übermäßige Zufuhr von Eiweiß und denaturierten Fetten. Sie zeigt sich als erstes im Harn. Das vorliegende Basensalz sollte daher immer nur bei gleichzeitiger pH-Werte-Messung im Harn – mittels in der Apotheke erhältlicher Teststäbchen – für mehrere Wochen eingenommen werden.

Rp.
Na hydrogencarbonicum 600,0
K hydrogencarbonicum 25,0
Ca citricum 24,0
Mg citricum 11,0
OP I
D. S. Täglich morgens und abends je 1 Teelöffel, in Wasser gelöst, einnehmen, bis die Harnteststreifen basische Werte anzeigen.

# Erste Hilfe im Haushalt, bei Freizeit und Sport

Es sind oft die einfachsten Dinge, die zur vorläufigen Behandlung und Versorgung eines Notfallpatienten bis zum Eintreffen fachlicher Hilfe erforderlich sind.
Sie sollen hier in einer kurzen Zusammenfassung dargestellt werden.

## Kollaps

Der Begriff »Kollaps« bezeichnet einen Zustand, bei dem jemand für eine gewisse Zeit das Bewußtsein verliert. Die unmittelbaren Ursachen liegen zumeist in einer plötzlichen Mangelversorgung des Gehirns mit Sauerstoff, bedingt durch eine Verringerung der Durchblutung.
Folgende Ursachen kommen in Betracht:

### 1. Ohnmachtsanfälle

Ausgelöst werden solche Spontanereignisse durch:
◆ Rasche *Lageänderungen* bei vorher bestehendem Blut-Unterdruck.
◆ Heftige *Gefühlsaufwallungen,* sei es in positiver oder negativer Art: »man fällt vor Aufregung in Ohnmacht«.
◆ Durch eine *Gehirnsynkope* (auch **TIA** – **T**ransitorische **I**schämische **A**ttakke): Es kommt zu einer plötzlichen Verengung der das Gehirn versorgenden Arterien. Diese Ereignisse betref-

fen zumeist ältere Menschen mit erhöhtem Blutdruck.
◆ Durch eine *Herzsynkope:* Hier kommen zumeist mechanische Ursachen in Betracht, wie z. B. ungewohnte körperliche Belastungen oder ein akuter Zwerchfellhochstand nach einer besonders frugalen Mahlzeit.
◆ Durch akute *Überhitzung des Körpers,* wie etwa durch übermäßige Sonnenbestrahlung, Saunabesuche u. dgl.

*Erste-Hilfe-Maßnahmen*
◆ *Puls fühlen:* An der daumenseitigen Handwurzel, oder seitlich am Hals, in Höhe des Kehlkopfes. In den genannten Fällen wird der Puls beschleunigt, aber regelmäßig sein.
◆ Die *Gesichtsfarbe* des Patienten beurteilen: Bei blasser Gesichtsfarbe den Kopf niedrig und die Beine hoch lagern. Bei hochroter Gesichtsfarbe, den Oberkörper hoch, die Beine niedrig lagern. In den allermeisten Fällen wird der Patient nach wenigen Sekunden wieder zu sich kommen und keiner weiteren Behandlung mehr bedürfen.
◆ Falls die Ohnmacht länger als 1 Minute andauert, unverzüglich einen Arzt rufen, beim Patienten bleiben und immer wieder den Puls fühlen. Bei längerem Aussetzen des Herzschlages (mehr als 10 Sekunden) mit Wiederbelebungsmaßnahmen beginnen.

206

## 2. Herzinfarkt

Der Herzinfarkt passiert sehr selten »aus heiterem Himmel«. Der Betroffene leidet zumeist wochen- oder monatelang vor dem Ereignis unter krampfartigen Schmerzen im Bereich der linken Brustseite, unter Rhythmusstörungen und starken Blutdruckschwankungen, ohne es sich selbst oder anderen gegenüber einzugestehen.

Der *akute Herzinfarkt* ist bekanntlich ein höchstdramatisches Ereignis mit lebensbedrohenden Folgen. Auch hier kommt es zu einem Kollaps, allerdings zumeist ohne Bewußtseinsverlust. Dieser Kreislaufzusammenbruch ist diktiert von heftigsten Schmerzen im Brustbereich, von Herzrasen (verbunden mit Rhythmusstörungen) und Todesangst. Hier empfiehlt es sich wiederum, möglichst rasch ärztliche Hilfe herbeizuholen. Ansonsten gelten die gleichen Kriterien wie vorher beschrieben.

## 3. Schlaganfall

Dieser wird durch eine plötzliche, meist halbseitige Unterbrechung der Blutversorgung des Gehirns hervorgerufen. In mehr als 80 Prozent der Fälle ist dafür ein Blutgerinnsel (eine »Thrombose« oder »Embolie«) in den entsprechenden, zum Gehirn führenden Arterien verantwortlich. Die restlichen 20 Prozent teilen sich auf in Gehirnblutungen (Platzen von Gefäßen), Gefäßanomalien, Tumore u. dgl. Der Schlaganfall passiert zumeist plötzlich, ohne Vorwarnung und endet in mehr oder weniger dramatischen Behinderungen, wie Sprechstörungen, halb- oder ganzseitigen Lähmungen oder dem Tod.

*Erste-Hilfe-Maßnahmen* bestehen für den Laien lediglich im Herbeirufen von ärztlicher Hilfe.

Das Heilmittel der »ersten Stunde« war seit jeher der Aderlaß.

## Krampfanfälle

Die *Epilepsie* gehört dabei zu den häufigsten Ursachen. Hier wird der Bewußtseinsverlust durch einen »elektrischen Kurzschluß« im Gehirn hervorgerufen. Der Betroffene fällt »wie vom Blitz getroffen« zu Boden, windet sich in Krämpfen, hat Schaum vor dem Mund, beißt sich in die Zunge und schläft danach erschöpft ein. Der gesamte Vorgang dauert nur wenige Minuten und verläuft in den meisten Fällen glimpflich.

*Erste-Hilfe-Maßnahmen* bestehen in derartigen Fällen darin, den Betroffenen vor Verletzungen zu schützen, ihm allenfalls ein zusammengerolltes Tuch zwischen die Zähne zu schieben, um eventuelle Verletzungen der Zähne und der Zunge zu verhindern.

*Fieberkrämpfe* bei Kindern verlaufen ähnlich, aber ungleich weniger dramatisch. Sie beruhen auf der Übererregung des vegetativen Nervensystems durch eine innere Überhitzung des Körpers.

*Erste-Hilfe-Maßnahmen* bestehen in einer Abkühlung des Körpers über die Haut. Dies geschieht am besten durch Abwaschungen oder Abreibungen der Arme und Beine mit kaltem Wasser. Wenn sich derartige Anfälle häufig wiederholen, sollten genauere diagnostische Nachforschungen angestellt werden.

Selbstverständlich empfiehlt es sich, gelegentlich einmal einen Erste-Hilfe-Kurs anzustreben, um für einen echten Notfall gerüstet zu sein. Mehrere Stunden haben gezeigt, daß Laienhilfe ausschlaggebend sein kann für Leben oder Tod!

*Weitere Erste-Hilfe-Maßnahmen sind:*
◆ *Feststellen, ob die kollabierte Person atmet.* Dies gelingt am einfachsten, indem man mit der Wange oder Hand nahe der Mundöffnung überprüft, ob ein Atemhauch zu spüren ist. Wenn möglich kann dies auch mit einem Spiegel geschehen.
◆ Durch *Pulsfühlen* feststellen, ob die Kreislauffunktionen intakt sind.
◆ Ist beides gegeben, dann den Bewußtlosen auf die Seite drehen. Dadurch wird vermieden, daß Erbrochenes in die Lunge gerät, falls es zum Erbrechen kommt, was bei einem Kollaps häufig der Fall ist.
◆ Bei fehlender Atmungs- und Kreislauffunktion müssen sofort Wiederbelebungsmaßnahmen eingeleitet werden. Diese sollten, wie erwähnt, systematisch erlernt werden.

## Ersticken

Dazu kann es kommen, wenn Nahrungsmittelteile, Erbrochenes oder Gegenstände im Kehlkopf oder in der Luftröhre steckenbleiben. Eine weitere Möglichkeit ist, daß es zu einem Luftröhrenkrampf, z. B. ausgelöst durch eine Fischgräte, kommt. In den meisten Fällen werden die Atemwege nicht vollständig blockiert, sondern es werden die Erstickungssymptome zusätzlich durch einen Angstkrampf in den Atemwegen verstärkt. Wenn es gelingt, den Betroffenen so weit zu beruhigen, langsam zu atmen und vor allem die Ausatmung zu verlängern, gelingt es oft aus eige-

nem, die Luftwege wieder freizubekommen.

Bei totaler Blockade der Atemwege, wenn der Betroffene blau anläuft und in Bewußtlosigkeit fällt, gelten folgende Maßnahmen:
◆ Den Betroffenen auf die Seite legen und mehrere feste Schläge mit der flachen Hand von hinten auf den Brustkorb, etwa in der Gegend zwischen den Schulterblättern, vollführen.
◆ Wenn möglich, erkennbare Gegenstände mit den Finger oder einer Pinzette aus dem Schlund holen.
◆ Ist der Patient noch bei Bewußtsein, den sogenannten »Heimlich'schen Handgriff« anwenden. Dazu stellt man sich hinter den Patienten und preßt mit geballter Faust mehrmals in rascher Folge ruckartig in die Magengrube, und zwar schräg nach oben. Dadurch wird die Luft mit hohem Druck aus den Lungen gepreßt, und der im Hals steckende Gegenstand kann mitentfernt werden. Unter Umständen kann man sich auch selbst helfen, indem man sich ruckartig über eine Sofa- oder Stuhllehne wirft und dabei versucht, die Luft auszustoßen.
◆ Bei Erstickungsgefahr infolge eines Asthmaanfalles, durch Medikamente oder undefinierbare Luftröhrenkrämpfe ist unverzüglich ein Arzt zu rufen.

## Blutungen

### 1. Arterienblutungen

Sie sind dadurch gekennzeichnet, daß

hellrotes Blut pulsierend und in hohem Bogen aus der Wunde spritzt. Findet dies an den Gliedmaßen statt, sollte am nächsten, herzseits gelegenen Gelenk abgebunden und ein rascher Transport in ein Krankenhaus ermöglicht werden. Die abgebundene Stelle sollte alle zwanzig Minuten kurz gelockert werden, um eine Durchblutung des verletzten Gliedes sicherzustellen. Falls die Blutung am Kopf oder Körper auftritt, sollte die Stelle mit einem eingerollten, möglichst sauberen Tuch, mindestens zehn Minuten lang fest gedrückt werden. Falls dies nicht ausreicht, muß ein zweites Mal mindestens zehn Minuten lang gedrückt werden. Danach einen Druckverband anlegen.

## 2. Venenblutung

Sie ist daran erkennbar, daß dunkles Blut in einem kontinuierlichem Strom aus der Wunde quillt. Hier genügt oft eine einfache Druckausübung während mindestens zehn Minuten – wie oben beschrieben, um die Blutung zum Stillstand zu bringen. Gleiches gilt auch für Nasenbluten. Transport des Patienten immer erst, wenn die Blutung gestillt ist! *Vorsicht:* Kein Abbinden, da dies die Blutung nur verstärken und verlängern würde.

## 3. Innere Blutung

Sie ist allenfalls daran erkennbar, daß der Betroffene – meist unmittelbar nach einer Stoßverletzung – deutliche Blässe zeigt und, in schweren Fällen, unter Umständen das Bewußtsein verliert. Hier gilt ein möglichst kurzfristiger Transport in ein Krankenhaus. Wenn

helles, schaumiges Blut aus Mund und Nase quillt, handelt es sich um eine innere Verletzung der Lunge. Es gilt das gleiche wie vorhin.

# Verbrennungen, Verätzungen

Wirkungsvollste Erste-Hilfe-Maßnahme ist das sofortige Spülen der Hautstelle mit reichlich kaltem Wasser. Kein Öl oder Fett verwenden und die Stelle trocken mit einem weichen Tuch abdecken. Abgehobene Hautstellen nicht abziehen, Hautblasen nicht aufstechen. Rasch ärztliche Hilfe in Anspruch nehmen. Die gleichen Maßnahmen gelten grundsätzlich auch für Verätzungen!

# Knochenbrüche, Zerrungen, Prellungen

Die üblichen Reaktionen des Körpers nach derartigen Verletzungen sind Schmerzen, Anschwellen und Unbeweglichkeit des betroffenen Körperteiles. Erste-Hilfe-Maßnahmen bestehen in Eisauflagen und Hochlagern des betroffenen Gliedes. Bei Anzeichen eines Knochenbruches sollte eine mechanische Ruhigstellung des betroffenen Bereiches erfolgen. Dies geschieht für den Laien am besten mittels eines Holzbrettes und einer elastischen Binde. Wichtig ist, daß sich die Bruchstelle während eines Transportes nicht bewegen läßt.
Grundsätzlich wichtig, um als Betroffener den Helfern ihre Tätigkeit zu erleichtern, ist es, immer einen Hinweis auf die eigene Blutgruppe mitzuführen.

# Register

*Walther Birkmayer (Hrsg.)*

# Gesund bleiben
## Fachärzte beraten Senioren

*324 Seiten*

Aufgrund jahrelanger Erfahrung hat Professor Birkmayer gemeinsam mit kompetenten Kollegen einen umfassenden medizinischen Ratgeber für Senioren verfaßt, der Hilfe bei allen auftretenden Fragen bietet. Jeder der zwölf Fachärzte beschreibt und erläutert Beschwerden und Krankheiten, die mit fortschreitendem Alter in seinem Spezialfach gehäuft auftreten. Besonderes Augenmerk ist dabei der Vorbeugung gewidmet – denn Älterwerden ist keine Krankheit.

Ein umfassendes Sachregister und ein Verzeichnis medizinischer Fachausdrücke machen das Buch zu einem echten Nachschlagewerk.

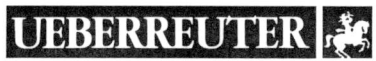

UEBERREUTER

*Dr. Herbert Woschnagg / Dr. Wolfgang Exel*

# Mein Befund
## Laboruntersuchungen verständlich gemacht

*384 Seiten*

Was erfährt der Arzt aus meinem Laborbefund? Auf welche Krankheiten können die Werte einen Hinweis geben? Woschnagg und Exel beschreiben und erläutern sämtliche gebräuchlichen Laboruntersuchungen. Ein unentbehrliches Nachschlage- und Nachlesewerk für jeden mündigen Patienten.

○ Sämtliche Laboruntersuchungen alphabetisch aufgelistet und erklärt

○ Krankheiten und organische Störungen, die durch Laboruntersuchungen erkannt werden können

○ Mit ausführlichem Lexikon der medizinischen Fachausdrücke

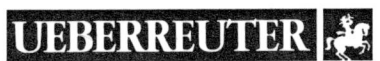